Stéphane Lachance

Yoga Nidrâ & Swapna Vidya, le sommeil éveillé

Stéphane Lachance

Yoga Nidrâ & Swapna Vidya, le sommeil éveillé

La frontière de la vigilance et de la somnolence

Éditions Vie

Imprint

Cover image: www.ingimage.com

Publisher:
Éditions Vie
is a trademark of
International Book Market Service Ltd., member of OmniScriptum Publishing Group
17 Meldrum Street, Beau Bassin 71504, Mauritius

Printed at: see last page
ISBN: 978-620-2-00964-5

Yoga thérapeutique

Jiviniyog

Par yogi «Jivan» Stéphane Lachance

YOGA NIDRÂ & SWAPNA VIDYA, LE YOGA DU SOMMEIL ÉVEILLÉ

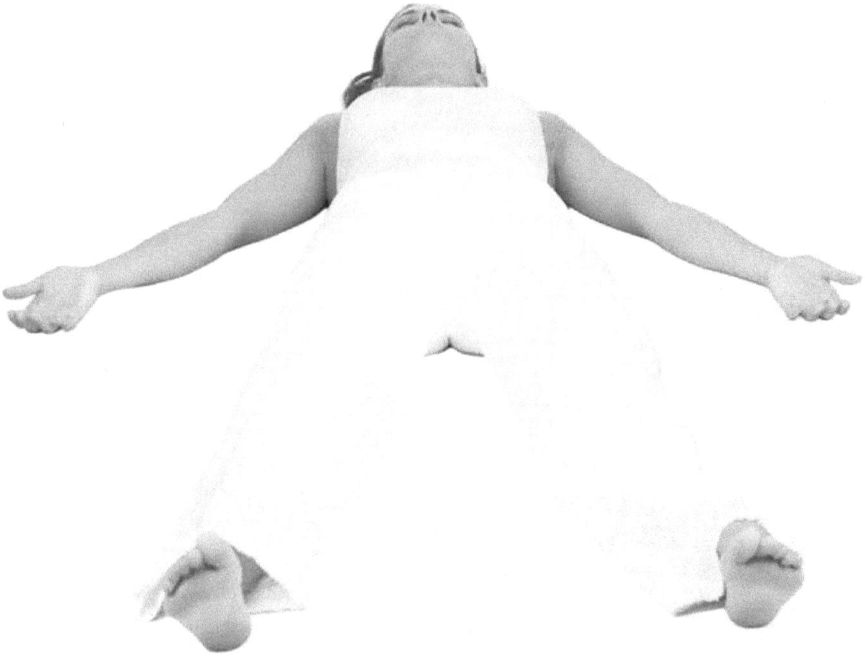

[YOGA NIDRÂ & SWAPNA VIDYA, LE YOGA DU SOMMEIL ÉVEILLÉ]

Comment s'approcher le plus possible du sommeil pour en arriver à l'éveil

ISBN 978-2-9813413-4-1
Yoga Nidrâ & Swapna Vidya, le yoga du sommeil éveillé
Stéphane Lachance
Dépôt légal - Bibliothèque et Archives nationales du Québec, 2
Dépôt légal - Bibliothèque et Archives Canada, 2018

Table des matières

REMERCIEMENT ---------- 6

INTRODUCTION ---------- 7

Définition ---------- 7

Références dans les textes anciens ---------- 8

Déroulement ---------- 9

La rotation de conscience ---------- 10

Les cortex sensitifs et moteur ---------- 11

Les Nyasa sur le corps ---------- 12

Quelques prises de postures ---------- 13

La formulation du souhait ---------- 14

Le sankalpa, le veux de lumière ---------- 15

La mécanique du souffle ---------- 16

L'observation respiratoire ---------- 17

Les pairs d'opposées ---------- 18

Retrouver l'équilibre ---------- 19

La force de la visualisation ---------- 20

Le défilement d'images ---------- 21

La captivité sensorielle ---------- 22

Le retournement des sens ---------- 23

Découvrir qui nous sommes ---------- 24

La recherche de soi ---------- 25

Aussi pour les enfants ---------- 26

L'aspect thérapeutique ---------- 27

SÉANCES SUR DIFFÉRENTS THÈMES ---------- 28

Séance 1 – Le temps d'une pause ---------- 29

Séance 2 – La reine des eaux ---------- 31

Séance 3 – Lyrisme au-delà du rationalisme ---------- 33
Séance 4 – Rencontre vibratoire ---------- 35
Séance 5 – Le sanctuaire isolé ---------- 37
Séance 6 – L'ancienne bibliothèque ---------- 39
Séance 7 – Le chemin de la vie ---------- 41
Séance 8 – Le chant de l'alouette ---------- 43
Séance 9 – Mille pardons ---------- 45
Séance 10 – Le jardin de givres ---------- 47
Séance 11 – La chute purificatrice ---------- 49
Séance 12 – Énergie chromatique ---------- 51
Séance 13 – L'espace intérieur sans limite ---------- 53
Séance 14 – Le marais aux lotus ---------- 55
Séance 15 – Le chant du cygne ---------- 57
Séance 16 - Les cercles enchantés ---------- 59
Séance 17 - Le tableau noir ---------- 61
Séance 18 - Comment suis-je? ---------- 63
Séance 19 - Le rafiot dans la tourmente ---------- 65
Séance 20 - La pyramide enflammée ---------- 67
Séance 21 - L'arbre aux feuilles d'argent ---------- 69
Séance 22 - La cabane dans la jungle ---------- 71
Séance 23 - Le sac à dos ---------- 73
Séance 24 - Le chêne intérieur ---------- 75
Séance 25 - Le rayon doré ---------- 77
Séance 26 - Les bulles féeriques ---------- 79
Séance 27 - Le bain chaud ---------- 81
Séance 28 - Le vieux maraîcher ---------- 83
Séance 29 - Méditation sous la pluie ---------- 85
Séance 30 - Au rythme du cœur ---------- 87
Séance 31 - L'envol céleste ---------- 89
Séance 32 - La fontaine de lumière ---------- 91

Séance 33 - La force du vent ---------- **93**

Séance 34 - N'y voir que du feu ---------- **95**

Séance 35 - La lumière venue d'ailleurs ---------- **97**

Séance 36 - La contré des nuages ---------- **99**

Séance 37 - Le puits profond ---------- **101**

Séance 38 - Promenade en montagne ---------- **103**

Séance 39 - Les trois portes ---------- **105**

Séance 40 - Le temps qui passe ---------- **107**

Séance 41 - La caverne du mensonge ---------- **109**

Séance 42 - Tant de temps précieux ---------- **111**

Séance 43 - La mélodie du silence ---------- **113**

Séance 44 - La beauté vue du 3e œil ---------- **115**

Séance 45 - L'immensité de l'univers intérieur ---------- **117**

Séance 46 - Une énergie éternelle en nous ---------- **119**

Séance 47 - En état de tout voir ---------- **121**

Séance 48 - Paix et amour dans nos cœurs ---------- **123**

Séance 49 - Le sentier des sensations ---------- **125**

Séance 50 - Le trésor est en nous ---------- **127**

TABLEAU DES SIGNIFICATIONS ---------- **129**

Remerciement

Je tiens à souligner tous ces maîtres qui m'ont accompagné dans cette quête d'expérience et de savoir.

Lily Champagne
http://www.centre-viniyoga-lily-champagne.com

Swami Madhurananda
http://www.quant-aum.org

Swami Locanananda
http://www.padma-yoga.org/pub

Christian Tikhomiroff
http://www.natha-yoga.com

Swami Maa Veenananda Sarasvatî
http://www.centregangayoga.com

Swami Sai Shivananda Sarasvatî
http://www.federationyoga.qc.ca

Swami Saranyananda Sarasvatî
http://yogasanteplus.com

Daniel Pineault
http://www.leyogacentre.com

Introduction

Définition

Le terme Yoga Nidrâ a la signification de yoga du sommeil. Ce type de yoga possède l'héritage de la branche tantrique de l'Hatha-yoga. Plus spécifiquement, c'est une utilisation du patrimoine très ancienne décrite dans les traités des Tantras et a été transmise par les Yogis depuis des temps immémoriaux. Le Yoga Nidrâ est surtout connu en Occident par l'enseignement de Swami Satyananda, disciple de Swami Shivananda, qui a recherché toutes les anciennes pratiques à ce sujet et les a systématisées.

Le terme Swapna Vidya concerne lui la partie du sommeil guérisseur, de se ressourcer profondément. Le rythme cardiaque et les ondes de votre cerveau diminuent et la respiration devient plus profonde, ample. Cette technique permet notamment d'évacuer le stress, de renforcer le système immunitaire et la santé en général, de favoriser le sommeil et de générer une plus grande clarté d'esprit.

L'objectif du Yoga Nidrâ est de s'approcher le plus possible du sommeil et établir ainsi un contact avec le subconscient. Se reposant sur des exercices de respiration et de visualisation, il mène vers un état de relaxation profond tout en restant vigilant. Plus l'état de repos s'installe, moins le conscient est perturbé et plus le subconscient se manifeste sans entrave. Le Yoga Nidrâ permet une prise de conscience intérieure permettant de se relier au subconscient. C'est ce que l'on désigne comme l'éveil.

Le Yoga Nidrâ permet donc un état de relaxation pour réduire les tensions physiques et mentales. Par l'équilibre qu'il apporte au niveau cérébral, il permet la réalisation et la recherche de soi et l'illumination.

Voici en bref, différentes définitions du Yoga Nidrâ :

- Un voyage aux limites de l'éveil et du sommeil
- Un endormissement éveillé à travers une visualisation
- Une technique de relaxation profonde et d'introspection
- Une méditation permettant un lâcher prise immédiat
- Un investissement conscient dans les méandres du sommeil.
- Une promenade dans les nuages du subconscient
- Une harmonisation profonde entre le corps et l'esprit

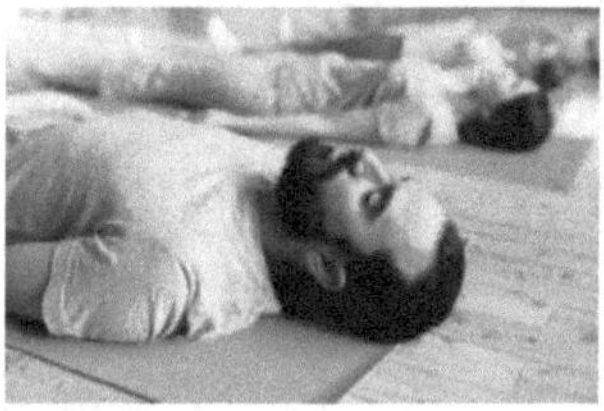

C'est similaire à un nettoyage intérieur. C'est un voyage profond dans la mémoire personnelle et collective. Il permet d'accéder progressivement à un nouvel état de conscience, plus éveillé, plus émerveillé! C'est un chemin vers le cœur de soi-même et il ouvre les portes vers la méditation.

Références dans les textes anciens

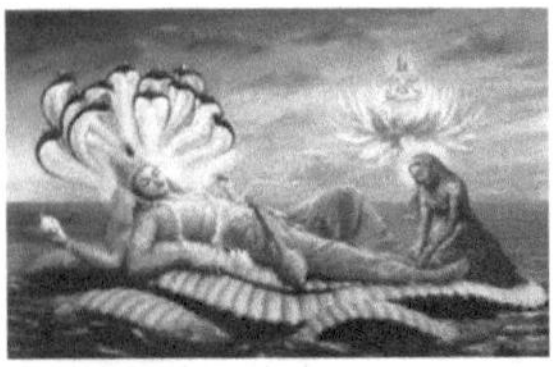

Narayanan en état de Nidrâ, rêve entre deux mondes.
Mahābhārata (1.19.13) IIIe siècle av. J.-C.

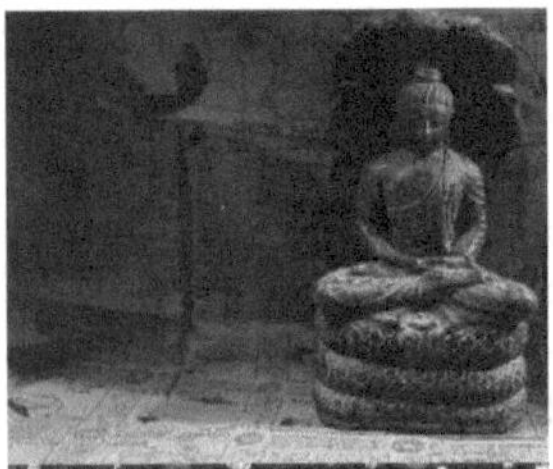

Le sommeil profond c'est la cessation des autres activités mentales.
Yoga sutra de Patanjali (1.10) IIe siècle av. J.-C.

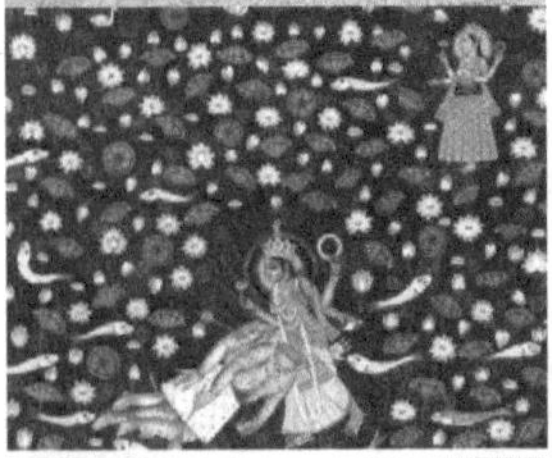

Le dieu Yoganidrâ réveillant Vishnu.
Devīmāhātmya (1.65-85) IVe siècle apr. J.-C.

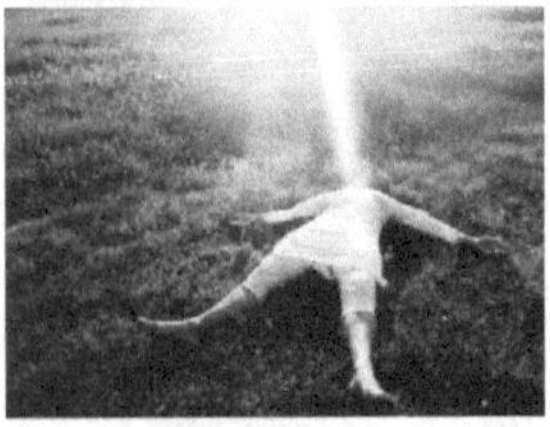

Yoga Nidrâ c'est l'état de Samâdhi.
Yogatārāvalī (24-26) VIIIe siècle apr. J.-C.

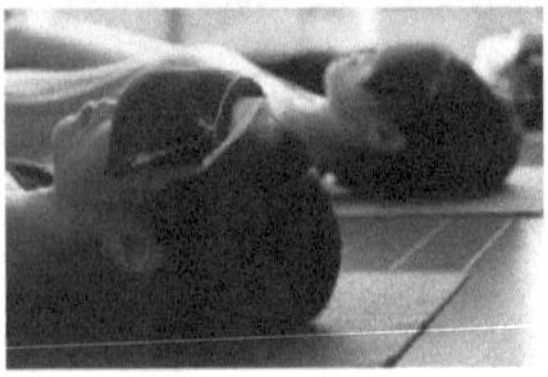

S'allonger et aller vers le Nidrâ permet de dissoudre l'esprit.
Dattātreyayogaśāstra (2.24) XIIIe siècle apr. J.-C.

Déroulement

L'enchainement d'une session de Yoga Nidrâ suit souvent le même ensemble d'étapes, mais selon le niveau des élèves, le contenu spécifique de la pratique peut être plus ou moins raffiné. Optionnellement, on peut débuter par une petite séance d'asanas pour dégourdir le corps et la respiration. En second lieu, le pratiquant doit s'allonger sur le sol, en Shavâsana, la posture de relaxation. Une prise de conscience de la pièce où l'on se trouve, des sons environnants et des sensations de son corps suivront par la suite. C'est ici qu'il y aura la rotation de conscience où l'on parcoure les différentes parties du corps.

Puis on invite le participant à trouver une intention que l'on appelle Sankalpa et qui sera répéter à trois reprises. Ceci pourra être sous forme de phrase et de simple mot qui doit correspondre à un désir de progrès personnel qui émerge de son être. Exemple : je suis en pleine santé. Il est fortement recommandé de garder son Sankalpa que lorsque celui-ci est considéré comme réalisé.

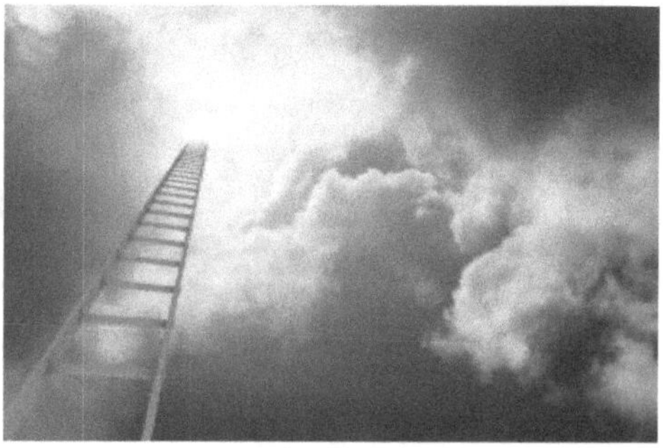

Vient subséquemment la concentration sur la respiration. Il y a observation des mouvements du corps au niveau abdominal, thoracique et claviculaire. Il est aussi possible de visualiser le parcours de la respiration ainsi que les changements de température lors de l'inspiration et de l'expiration. Cette étape se termine fréquemment par un décompte à rebours des respirations. L'étape ultérieure consiste à faire ressentir au corps, mentalement, des paires d'opposés tels que le chaud et le glacé, la lourdeur et la légèreté, etc.

Enfin, la personne est conduite dans un défilement d'images suggérées par le professeur. Ce sont des images diverses qui s'enchaînent de façon rapide et qui force le cérébral à passer d'une idée vers la suivante sans se déconcentrer. Ces images retournent parfois des souvenirs provenant du subconscient. Pour finir, le professeur transporte ses élèves dans une visualisation (histoire) plus longue composée de symboles que le subconscient déchiffre dans une signification reflétant le vécu de chacun.

La séance se termine par la seconde répétition du sankalpa, mais avec un mental totalement perméable et où il aura donc plus d'occasion de concrétiser celle-ci, ou du moins, de la faire germer.

La rotation de conscience

On ne vous a jamais dit que vous aviez les nerfs à fleur de peau, ou que vous êtes tellement tendu que votre corde allait casser. Naturellement, la nécessité de se détendre se fait sentir. Un des buts du yoga est de s'occuper de cet aspect. Cette phase du début de la séance s'appelle la rotation de la conscience.

Au début de la relaxation, vous parcourez le corps mentalement à un certain rythme de sorte que vous avez juste le temps de toucher chaque endroit selon l'instruction mais pas assez pour penser à autre chose. En pensant à ces petits ensembles du corps, celui-ci est graduellement rendu conscient, comme les parties correspondantes des cortex. Plus le corps est relâché, plus on tend vers la détente musculaire, nerveuse et mentale. On agit sur les fonctions organiques, de motricité et sur la sensibilité. C'est cet apaisement de l'activité du corps qui va pallier l'équilibre des courants vitaux dans tous leurs rapports.

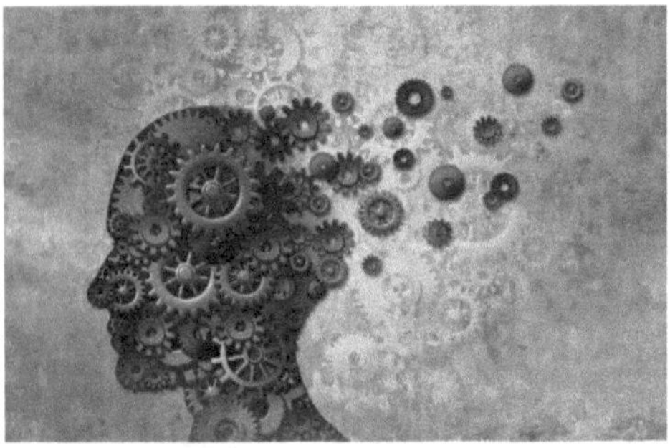

Par la rotation de conscience, on demande au mental de penser à des parties du corps précis, dans une séquence bien établie en fonction du type de circuit et les buts visés. Le parcours peut donc être à la surface du corps, suivre le système digestif, respiratoire, lymphatique, ou bien passer par le système squelettique.

Cette rotation tient compte de l'importance en surface cérébrale des implantations sensori-motrices. Par l'effort demandé à travers cette rotation, les stimuli extérieurs sont fortement réduits, ce qui favorise l'introversion mentale. La relaxation qui s'amorce diminue de plus en plus les stimuli qui arrivent au cerveau. La rotation de la conscience recherche essentiellement à établir une relaxation physique. Elle doit être dite de façon rythmée et rapide. Souvent deux ou trois rotations de conscience suffisent pour apporter un degré significatif de détente physique. De plus un degré appréciable de relaxation émotionnel et mental peut aussi y débuter. La paix et le calme peuvent ainsi s'installer. De plus, tout ceci force le mental à une introspection et réduit considérablement l'arrivée de stimuli au cerveau.

Les cortex sensitifs et moteur

La motricité et les sens ont des aires spécialisées dans le cerveau. Chaque partie du corps est associée à une région précise du cortex qui en contrôle le mouvement ou les sensations. Le cortex moteur représente les divers muscles selon l'intensité de leurs activités. Le cortex somato-sensoriel reçoit des informations provenant de la surface du corps tel que le chaud, le froid, la douleur interne ou externe, odeur, la vision, le goût, etc.

Mais ce qu'il y a de particulier avec cette « carte », c'est que certaines parties du corps y occupent beaucoup plus de place que d'autres. C'est pourquoi ces parties, qui sont celles qui ont le plus de finesse dans le mouvement, ou bien ont une plus grande densité des informations sensorielles, sont représentées en plus gros sur le dessin. Ainsi on peut y voir que la main y occupe la plus grande partie.

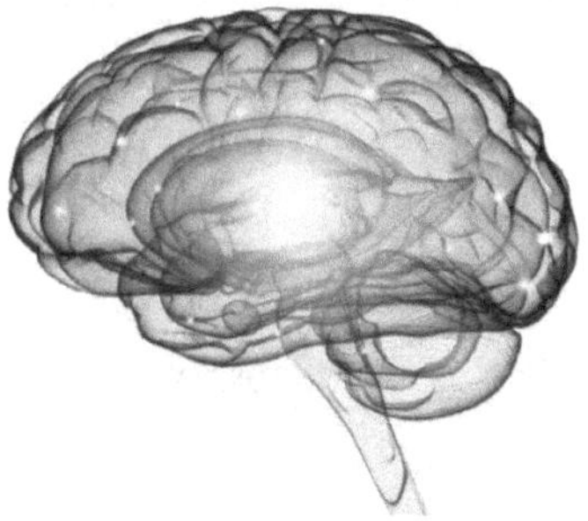

C'est Wilder Penfield qui signe avec Theodore Brown Rasmussen The Cerebral Cortex of Man (1950), qui présente l'Homoncule (moteur et sensitif). Ceux-ci correspondent à une silhouette du corps représentant les tailles respectives des projections des différentes régions dans les cortex somato-sensoriels ou moteur.

Les effets de la relaxation corporelle sont profonds. Il y a meilleure répartition de l'influx nerveux. Il irrigue tout l'organisme : muscles et intellect se reposent. Ce qui permet un apport suffisant d'énergie vers la digestion et l'élimination, avec la baisse de la vigilance des rythmes cardiaques et pulmonaires. Le sang afflue naturellement en plus grande quantité vers les organes pour digérer et éliminer. Il y a une meilleure circulation car le sang est épuré et la circulation lymphatique, lente et profonde, se rééquilibre dans ses fonctions. Le fluide vital (air) se répartit dans toutes les régions du corps.

Les Nyasa sur le corps

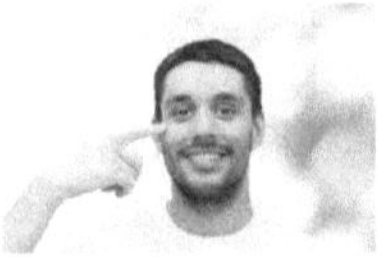

À l'origine, les Nyasa étaient utilisés par les yogis pour sa purification et sa sanctification. Le pratiquant cherchant à utiliser l'énergie subtile, lui permettant de débloquer certains obstacles afin d'aller plus loin dans sa pratique personnelle.

La concentration sur la partie du corps à soigner, accompagnée d'une application des mains ou d'instruments spécifiques et la récitation de certains mantras, catalyse l'énergie requise sur la région du corps que l'on cherche à purifier. Les Nyasa sont utilisés dans le yoga pour soigner certains maux du corps, dans les articulations, les ligaments, ou toutes autres maux qui occasionnent une tension physique. Donc dans certaine situation, les Nyasa sont utilisées à des fin thérapeutiques, pour différent type de malaises, qu'ils soient mineurs ou plus importants.

Dans certaine variante de Nyasa, les diverses parties du corps sont touché par la main. Cela peut être fait par soi-même, un collègue ou bien l'enseignant. Mais cela peut aussi se faire mentalement en pensant aux régions concernées et en les nommant intérieurement, c'est ce qui est utilisé dans le Yoga Nidrâ. Il est aussi possible de diviser le corps en cinq parties, chacune étant relié aux éléments. La terre pour le bas, le bassin pour l'eau, l'abdomen pour le feu, la cage thoracique pour l'air et l'éther pour tout ce qui est supra claviculaire.

La rotation de conscience que l'on exécute dans le yoga Nidrâ s'inspire donc des anciens rituels de Nyasa. Les âdhâra sont ceux lieu du corps sur lesquels l'on porte notre attention, où se concentrent les fonctions vitales et psychiques. Littéralement Âdhâra signifie ce qui supporte ou ce qui contient. On traduit ici ce terme par lieu de force parce que la concentration sur chacun d'eux donne le pouvoir de se relier à leurs contenus.

En voici quelques-uns nommé selon la tradition :

- ❑ Angusthâdhâra : Les orteils.
- ❑ Pâdangusthâdhâra : Les gros orteils.
- ❑ Ûru-âdhâra : Les cuisses.
- ❑ Gulphâdhâra : Les chevilles.
- ❑ Mûlâdhâra : L'anus.
- ❑ Gudâdhâra : Le périnée.
- ❑ Medhrâdhâra : Le bas du sexe.
- ❑ Uddiyânâdhâra : Le bas ventre.
- ❑ Nâbhyâdhâra : Le ventre.
- ❑ Hrdayâdhâra : Le cœur.
- ❑ Kanthâdhâra : La gorge.
- ❑ Grîvâdhâra : La nuque.
- ❑ Lambikâdhâra : Le voile du palais.
- ❑ Ghantikâdhâra : La partie molle du palais.
- ❑ Tâlu-âdhâra : Le fond de la gorge.
- ❑ Jihvâdhâra : La racine de la langue.
- ❑ Bhrûmadhyâdhâra : La convergence oculaire.
- ❑ Nâsikâdhâra : Les narines.
- ❑ Nâsâgrâdhâra : la pointe du nez.
- ❑ Kapâtâdhâra : La racine du nez.
- ❑ Lalâtâdhâra : La région intérieure du front.
- ❑ Brahmarandhrâdhâra : La fontanelle.

Quelques prises de postures

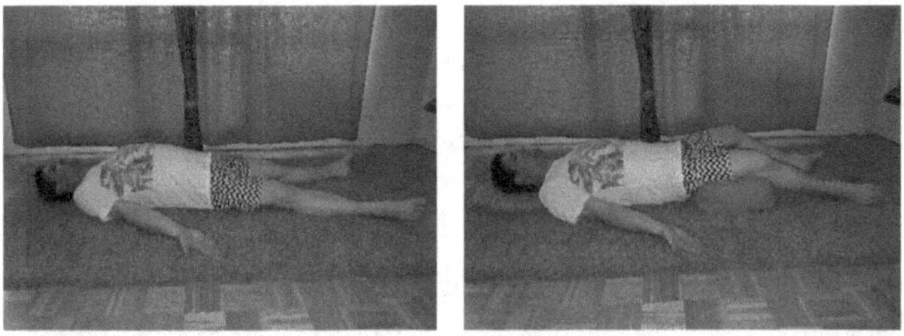

Shavâsana
La posture du cadavre

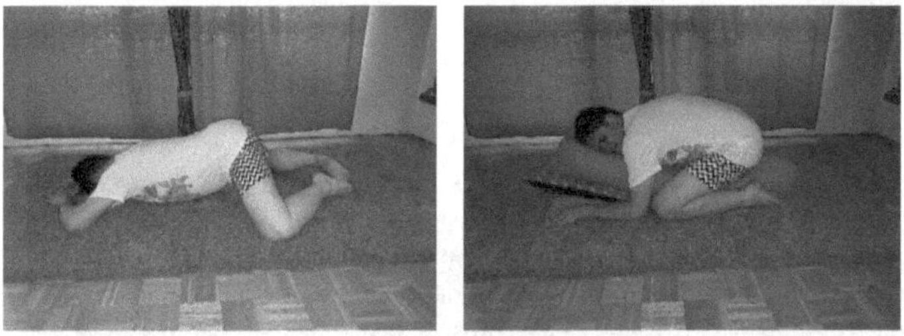

Bâlâsana
La posture de l'enfant

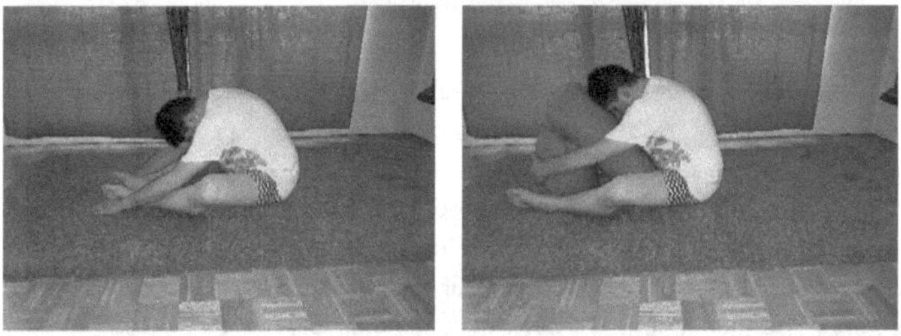

Kûrmâsana
La posture de la tortue

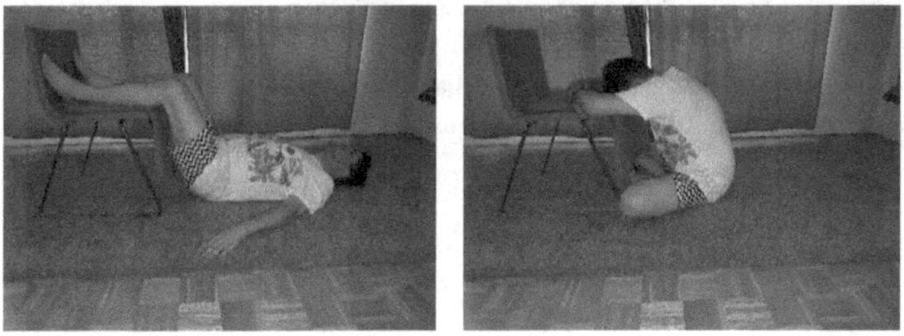

Asandâsana
La posture avec chaise

La formulation du souhait

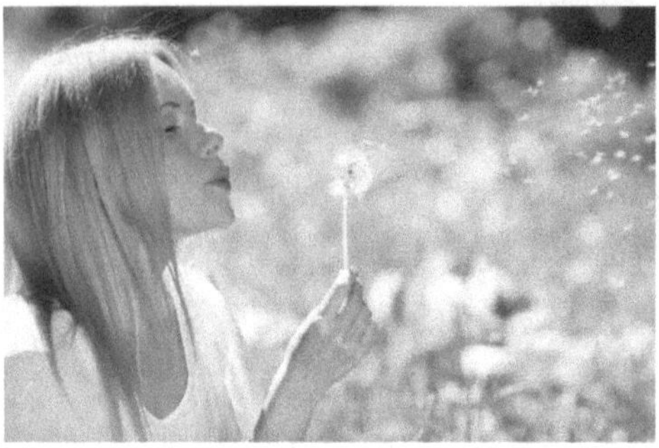

Qui n'a pas un désir quelconque? Ce peut être avoir un plus grand bien-être, une plus grande paix, plus de bonheur, avoir plus de succès, etc. Vous n'avez qu'à visualiser l'objet de vos désirs et être convaincu que vous l'aurez. On sait que la pensée peut avoir une influence sur le corps. Prenez l'exemple de l'effet placebo dont on doit avoir considération lors d'études des effets d'un nouveau médicament. Il en est de même sur notre propre vie. Le mental a un fort potentiel de réalisation quand il est sollicité de la bonne façon.

Le Yoga Nidrâ apporte ses outils pour nous aider en ce sens. Le Sankalpa est un mot en sanscrit qui signifie résolution. Le sankalpa doit être formulé par un énoncé affirmatif et positif que l'on se répète à soi-même pour réaliser ses objectifs, récupérer et se rétablir, corriger des traits de caractère, ou se transformer. Celui-ci est distinct des autres types de résolution basés uniquement sur la pensée positive. En effet, c'est une résolution qui doit être semée profondément dans notre esprit, aux confins même du subconscient, au moment où la détente est installée dans le corps, où le mental n'est plus perturbé.

Étant donné que l'efficacité du sankalpa est très grande pour réaliser des changements dans notre vie, mieux vaut le choisir de façon appropriée pour ne pas avoir l'effet contraire à ce que l'on recherche. Il faut faire son choix sur un élément important pour nous, il faut qu'il nous inspire profondément, qu'il nous motive au plus haut point. La sélection du sankalpa doit être le fruit d'une longue et mûre réflexion, il doit toucher une profondeur au sein de notre existence, il ne doit pas être superficiel. Le sankalpa ne doit pas s'élancer de façons négatives vers nos besoins corporels, psychiques ou spirituels. La façon de le formuler est capitale. Il faut que cela soit une affirmation claire sur son but et son objectif. La phrase doit être simple, concise et directe à l'essentiel. Il ne doit y avoir aucune ambiguïté, ce ne doit être ni trop vague ou général. Par exemple: je me sens bien, le cerveau peut l'interpréter comme une volonté d'augmenter votre capacité de l'odorat! Le choix des mots doit être positif et servir de guide. Il faut éviter les énumérations. Jamais la formulation ne devra être négative ou comparative. L'aspect négatif d'une phrase l'emportera sur la force des mots. Exemple: je ne veux plus être comme mon père.

Le sankalpa, le veux de lumière

Le sankalpa doit avoir impérativement une portée personnelle. Ce qui signifie qu'il doit être à la première personne du singulier, il doit ne concerner que soi. Même si ce sont des intentions de bonne valeur, on ne peut imposer un sankalpa qui restreigne les activités d'autrui, notre subconscient ne peut intervenir sur leur destin. Chaque individu a son chemin à parcourir et ses propres leçons à en tirer, c'est le karma, que ce soit juste ou non. Le sankalpa doit aussi rester secret pour maximiser tout l'énergie possible à sa réalisation. En parler ne fait qu'en diffuser son essence.

Une fois que vous avez fixé votre sankalpa, il faut le conserver jusqu'à sa réalisation. Le facteur temps est à prendre en considération. Il existe trois types de durée de sankalpa : à court terme quand c'est en relation à un besoin immédiat; à moyen terme quand c'est pour un soutien intérieur ou psychologique; à long terme quand cela est relatif à nos aspirations spirituelles. Un sankalpa ne devient pas tangible ou ne se réalise pas en quelques jours. Il faut laisser le temps faire son œuvre. Plus on répète le sankalpa souvent avec conviction et ardeur, plus grande seront ses chances de réalisation.

Avec le Yoga Nidrâ, le sankalpa est répété trois fois à deux reprises, au début de la séance et avant la fin de la pratique. La première répétition serait l'équivalent de la semence d'une graine et la seconde répétition serait l'eau qu'on lui fournit pour commencer à germer. La relaxation Yoga Nidrâ permet d'aller au plus près du subconscient par l'abandon des barrières du conscient. Vous pouvez invoquer le sankalpa aussi à la phase de réveil, juste avant de vous endormir ou lors de votre méditation.

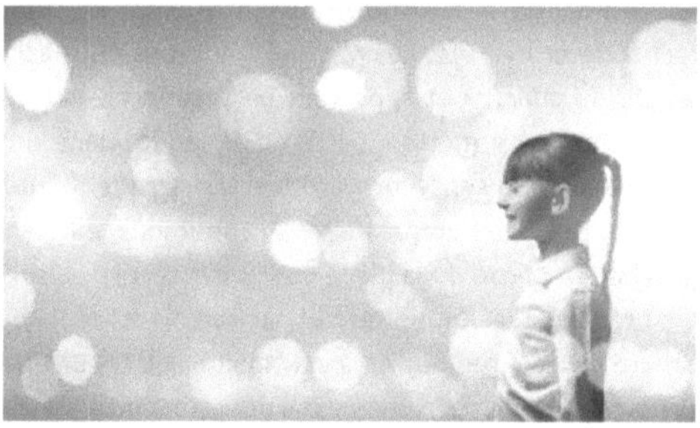

Il existe six types de sankalpa :

- L'imprégnation d'une pensée positive. Ex : je suis en amour avec ma femme.
- Le retrait d'éléments négatifs. Ex : je suis heureux aussi pour les autres, sans aucune envie.
- La stabilisation mentale et psychique. Ex : je suis en contrôle de mes émotions.
- La normalisation des fonctions du corps. Ex : je suis en santé, mes os se résorbent.
- La régulation chimique ou hormonale du corps. Ex : je suis bien et je réduis mon cholestérol.
- La correction du système immunitaire. Ex : je suis en guérison, mon immunité est stable.
- L'atteinte d'une plus grande spiritualité. Ex : suis détaché du fruit de mes actions.

La mécanique du souffle

Respirer concorde à faire entrer et sortir l'air que notre corps absorbe pour se maintenir en vie. Le besoin en oxygène découle du fait que les cellules tirent leur énergie de la combustion du glucose et des acides gras. Ce qui n'est possible qu'avec l'aide d'oxygène. Cette combustion crée un déchet qui est le gaz carbonique qui doit être évacué du système. Respirer, est un acte tellement naturel que nous l'effectuons sans y penser, pourtant la respiration n'est pas si banale. La respiration est le seul système du corps humain qui possède un fonctionnement inconscient et un autre contrôlé par le cortex.

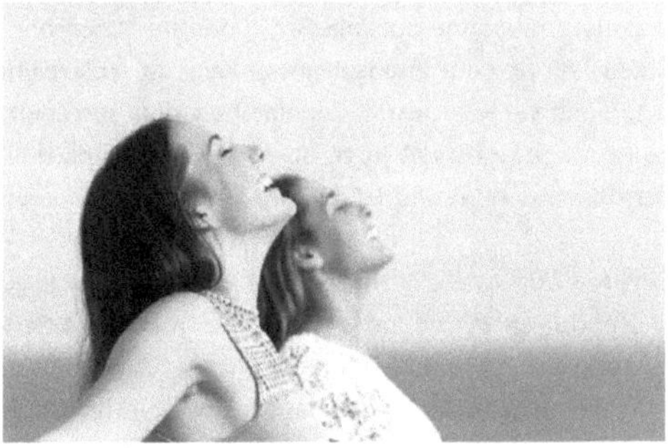

Lors de l'inspiration, l'abaissement du diaphragme crée une différence de pression qui fait que l'air entre par le nez (ou la bouche). L'air entre alors en contact avec la muqueuse nasale, celui-ci y est filtré, réchauffé et hydraté. Les micro-organismes qui s'accolent au mucus nasal sont par la suite retenus par les cils du pharynx et apportent un second niveau de purification de l'air. Plus bas, le larynx contient la porte d'accès permettant à l'air de se rendre dans la trachée et empêche la nourriture de s'y engouffrée. Au niveau de la septième vertèbre thoracique, la trachée se divise en deux bronches souches droite et gauche. Dès leurs entrées dans les poumons, elles se divisent en trois du côté droit et en deux du côté gauche (en raison de la place pris par le cœur), ce sont les bronches lombaires. Ils se divisent par la suite en bronches segmentaires, et se ramifient en bronchioles terminales, bronchioles respiratoires, en canaux alvéolaires, en sacs alvéolaires et en alvéoles respiratoires. Ces alvéoles sont connectées au système sanguin par les veinules qui transportent le CO^2 et les artérioles pour le H^2O.

Il est reconnu que la simple angoisse, le stress, ou les crises de panique accélèrent ou diminuent le rythme respiratoire, resserrent les muscles de l'abdomen et restreint à une respiration thoracique et superficielle. Ce qui en découle un manque d'oxygénation et une élimination insuffisante des déchets gazeux. Le cœur augmente inutilement son rythme. Des études ont d'ailleurs montré que la fréquence respiratoire devient plus élevée et plus ample à mesure que le niveau d'anxiété s'élève. Ceci s'appelle une polypnée. Pour pallier ces problèmes et voir une amélioration, il faut réapprendre à respirer.

L'observation respiratoire

En général, l'allongement de la respiration apporte une oxygénation plus longue et une prise d'énergie plus importante. Le fait d'allonger la respiration stimule aussi le nerf parasympathique et a un impact direct sur le ralentissement du pouls, la détente du cœur, l'amplification du brassage des aliments, l'absorption des nutriments et l'oxygénation cellulaire. Ceci permet aussi une régénération du corps par un rajeunissement des tissus, par la favorisation du processus de guérison et par une détente des tensions corporelles. De plus, cela permet un équilibre émotionnel en calmant le système nerveux, en équilibrant les énergies psychiques et par le développement une meilleure jonction entre les pensées et émotions. Finalement, ceci permet la clarté mentale en favorisant la résolution positive, en équilibrant les deux hémisphères cérébraux et en générant un sentiment de paix intérieure.

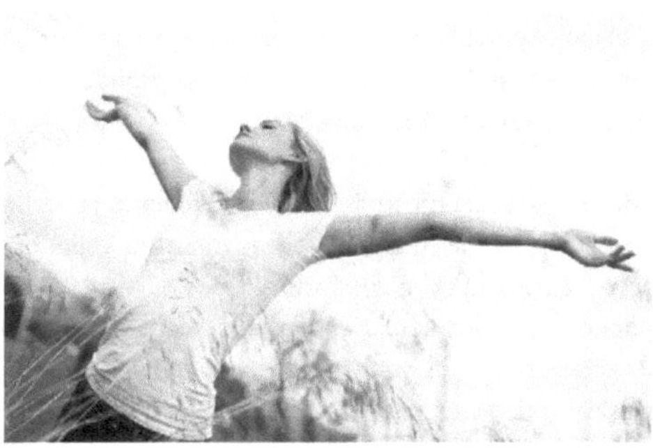

La relaxation respiratoire est efficace pour contrer le stress de notre vie trépidante des grandes villes du monde occidentale. Connaître et maîtriser une technique de respiration adéquate produit un état de détente véritablement profond. L'important est de savoir que la relaxation et la respiration sont inéluctables et consubstantiels, pour celui qui veut laisser partir au loin, le stress et les tensions de la vie.

En observant le souffle naturel, la respiration se régularise en apportant un grand calme. Pour se faire, il faut observer les mouvements qui se passent au niveau du nombril, du poitrail, de la gorge, du nez. Il faut éviter tout effort physique et toute tentative de modifier le souffle. Les différences de température peuvent être notables. Même l'énergie qui se diffuse dans notre corps peut être perceptible. Un décompte des inspirations et expirations peut aussi venir compléter la relaxation en atténuant l'intensité des émotions.

Ces différents exercices sur la respiration développent la concentration et l'attention. De plus, ils augmentent la capacité de se faire face sans obstacle. Le mental et le souffle travaillent en union, éloignent les agitations cérébrales et amènent un silence à l'intérieur. La paix s'installe alors en nous avec la détente, la béatitude et le bonheur. Plus la prise de conscience du cycle respiratoire occupe une durée importante, plus la relaxation s'approfondira à condition que le tout se fasse sans que le sommeil arrive. Le souffle traduit tout ce qui se produit en nous et grâce à lui, nous pouvons agir sur notre mental et mieux contrôler nos émotions pour atteindre une expression harmonieuse de nous-même.

Les pairs d'opposées

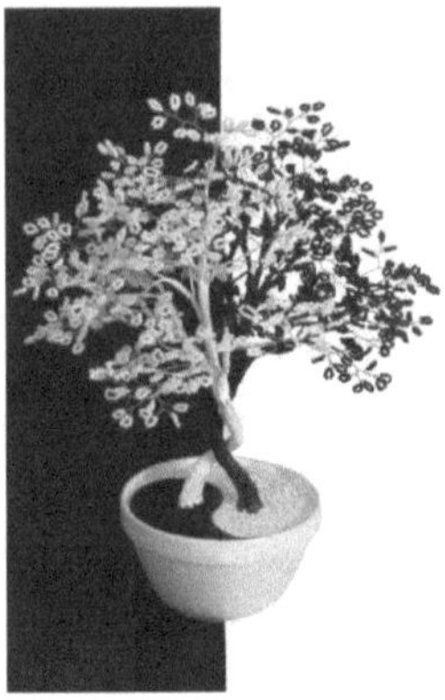

Notre vie et notre intériorité sont souvent faites de paires d'opposés. Nous avons continuellement un dualisme dans toutes les sphères de notre vie. Il y a par exemple notre côté masculin et féminin, la lumière et l'ombre, le bonheur et le chagrin, l'amour et la haine, la droite et la gauche, l'intellect et les sentiments, les sensations et l'intuition. Ces dualités peuvent s'équilibrer et nous placent en harmonie intérieure, où se font la guerre et nous tiraillent de tous les bords. Il est peu réaliste d'envisager que la vie n'est faite que pour goûter que les côtés positifs des émotions et que tous les négatifs peuvent être évités. Mais il n'y a pas qu'en relation avec nous-même que nous vivons des polarités qui divisent. La relation interpersonnelle que nous avons avec les autres est souvent teintée. Entre homme et femme, entre individu et groupe, entre jeune et vieux, entre Occidentaux et Orientaux, etc.

Les grandes traditions spirituelles tiennent compte des facettes d'un conflit. Elles inculquent la capacité de maintenir deux perceptions opposées en même temps. Les Taoïstes cultivent le Yin et le Yang. Les Bouddhistes propagent la voie du milieu. Dans la Cabbale Juive, on enseigne l'arbre de vie qui est le pilier central. Le soufisme met le monde des vivants en opposition avec ceux des morts, au centre, celui du néant. Le christianisme prône l'amour de Dieu par la prière et l'amour envers le prochain par le service. Tout ceci mène vers un chemin d'équilibre entre les paires d'opposés.

Dans le yoga, le dieu Ardhanari est mi-femme et mi-homme, il souligne l'ambivalence de notre nature divine. Jalouse, Durga (déesse qui symbolise l'unité des forces divines) prend la décision de s'unir éternellement à son époux Shiva (dieu de la destruction des illusions et de l'ignorance) et d'occuper sa partie gauche. A côté de Shiva, un taureau blanc qui lui sert de véhicule, à côté de Durga il y a un lion qui lui sert de monture. Il y a un terme en sanskrit qui désigne la totalité de notre être : hatha-yoga. Ha est Shiva et Tha représente Durga, Ha est l'inspiration et Tha l'expiration. Ha est le ciel, le côté droit, l'horizontal et ce qui descend. Tha est la terre, la gauche, le vertical et ce qui monte. L'Hatha-Yoga tente d'harmoniser ces paires d'opposés qui créent, altèrent et détruisent l'univers. C'est par cette cohésion du masculin et du féminin en nous qu'il est possible de développer nos potentialités.

Retrouver l'équilibre

Dans la pratique des asanas, il existe deux paires d'opposés qu'il faut travailler conjointement. C'est Sthira et Sukha. Sthira correspond à l'attention, la stabilité, la rigueur, la discipline, la fermeté, la vigilance et la force. De l'autre côté, Shukha concorde à la détente, l'aisance, la facilité, le confort et le plaisir. Pour arriver à l'obtention de ces qualités au même moment, il faut s'observer. Il faut porter une attention aux réactions du corps et du comportement du souffle durant les mouvements. Si shukha est trop présent, le travail ne se fera pas dans le corps, s'il y a trop de sthira, on risque d'outrepasser les limites de notre corps. C'est donc dans l'équilibre de ces deux opposés que se trouve l'éden.

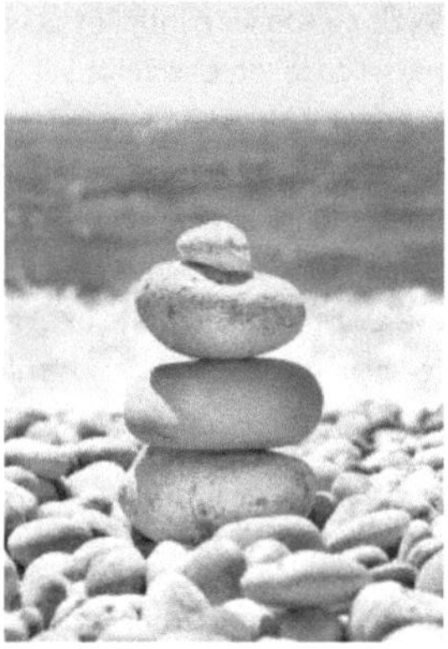

Avec le Yoga Nidrâ, on peut faire ressentir au corps, par le travail mental seul, des paires d'opposés tels que le chaud/le froid, le petit/le grand, la tristesse/la joie, etc. Il est toujours impressionnant de constater que par son mental seul on peut modifier les sensations physiques. Avec la visualisation d'images opposées, il est possible de faire ressortir à la surface des sentiments intenses. En extériorisant ces sentiments différents, on peut arriver à une réelle détente mentale. Une paire d'opposés, comme le plaisir et la douleur ou la lourdeur et la légèreté est généralement utilisée. Cela permettra d'améliorer la conscience de soi, on comprend un peu plus ce qui nous affecte dans nos propres profondeurs. On arrive aussi à ce que l'on appelle Titiksha, c'est la capacité d'endurer les paires d'opposés, pour gagner en endurance, force et courage, sur le plan physique, mental, sensoriel et nerveux. En développant une sensation et son contraire dans tout le corps, une salve d'impulsions inonde le cerveau. Après quelque temps, le cerveau commence à ignorer ces pulsions et la connexion de la conscience avec le corps est temporairement déplacée. Au lieu que ce soit une impression corporelle qui dirige notre esprit, c'est notre conscience qui détermine et dirige quelle est l'expérience sentie par le corps.

Voici d'autres exemples de paires d'opposés à essayer :

- ❑ Éveillé/Endormi,
- ❑ Calme/Anxieux,
- ❑ Focalisé/Dispersé,
- ❑ Profond/Superficiel,
- ❑ Intrépide/Peureux,
- ❑ Agréable/Déplaisant,
- ❑ Décontracté/Tendu,
- ❑ Sensible/Engourdi,
- ❑ Coopératif/Compétitif,
- ❑ Empathique/Indifféren,
- ❑ Bruyant/Silencieux,
- ❑ Assuré/Perplexe,
- ❑ Louangeur/Réprobateur,
- ❑ Reconnaissant/Ingrat,
- ❑ Tranquille/Agité,
- ❑ Confiant/Inquiet,
- ❑ Enchanté/Dégouté,
- ❑ Libéral/Autoritaire,
- ❑ Obstiné/Ouvert,
- ❑ Fort/Faible,
- ❑ Généreux/Radin,
- ❑ Joyeux/triste,
- ❑ Innocent/Coupable,
- ❑ Intéressé/Ennuyé,
- ❑ Aimant/Haineux,
- ❑ Paisible/Furieux,
- ❑ Ingambe/Impotent,
- ❑ Satisfait/Frustré, etc.

La force de la visualisation

L'image est d'une puissance formidable, elle dépasse de loin celle du langage. Avec un ensemble d'images, il est possible de se créer un univers tout entier. En nous, la force la plus grande est celle du subconscient et celle-ci ne fonctionne qu'avec des images. Depuis le début de l'humanité, c'est l'image qui a nourrit nos rêves. L'image a la force de nous parler sans cesse, de transmettre un ou des messages. L'homme est un être visuel, il lui est plus facile de saisir l'essence des choses en les plaçant en relation avec des images. Avant même l'alphabétisation, les pensées abstraites s'exprimaient par des images.

Selon les croyances hindoues, Shiva est le pouvoir universel de destruction par lequel tout jaillit. On le décrit par un vide infini et peut être facilement comparé à l'expérience du sommeil sans rêve, où il n'y a que silence et obscurité. Shiva comporte aussi de multiples facettes : le Bénéfique, le Terrible, le Seigneur du sommeil, le Seigneur du savoir, le Grand yogi, le Maître de la réintégration, le Favorable, le Roi de la danse, l'Hermaphrodite, le destructeur, etc. Ces différents aspects de Shiva ont chacun un nom distinct ainsi que des représentations symboliques et imagées. Pour chaque aspect, il y a un YANTRA qui est une figure géométrique tracée, un MANTRA qui est une formule formée d'une série de sons répétés et une épiclèse qui est une image anthropomorphique. L'image symbolique la plus fréquemment retrouvée de Shiva est le LINGAM ou phallus et la manifestation de Shiva est quand le lingam est inséré dans le YONI ou emblème féminin. Cette image de Shiva porte le nom de SHIVA LINGA ou Pierre levée.

L'une des particularités du Yoga Nidrâ est d'utiliser de façon fréquente l'image de l'œuf d'or. Cet œuf reprend dans le fond la forme ovoïde et ovale du lingam. Cette image nous ramène au concept originel de la création de l'univers, du commencement de la vie, c'est le lieu d'où est issu la création. Il est le point unique par lequel l'espace et la matière viennent prendre germe. Ce point concentre la puissance de la création. Ce lieu de naissance de l'univers on le nomme HIRANYAGARBHA. L'œuf a aussi ces autres significations : le rayonnement, la conscience suprême, l'énergie, le centre de la clairvoyance, le discernement, l'intuition, le 6ème sens. Il est difficile de quantifier l'effet que cette image peut avoir sur la psyché, mais il est incontestablement d'une grande ampleur pour entrer dans les couches du mental.

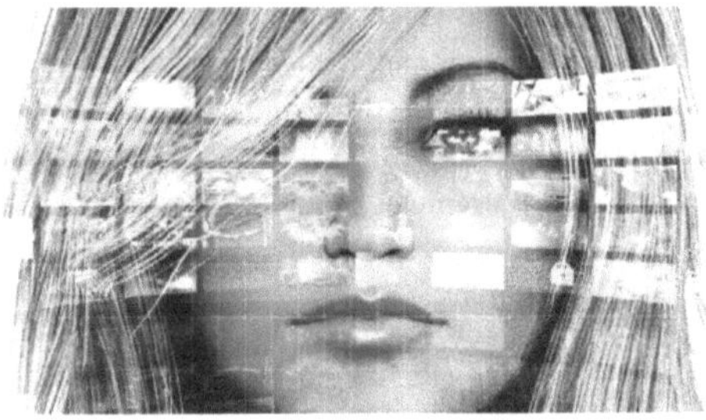

Le défilement d'images

Il y a donc les images que l'on crée volontairement. Par la visualisation, nos pensées et nos images cérébrales peuvent créer une toute autre réalité. Si ces images sont visionnées adéquatement, elles peuvent se concrétiser sous une certaine forme dans notre monde réel. C'est pour cette raison que les images sont la base d'une majorité de méditation, elles permettent une transformation. Pour maintenir une image vivante dans notre esprit, il faut d'abord que l'intellect cesse d'être agité, la concentration sur l'image sera alors possible. Les images utilisées en Yoga Nidrâ sont choisies soit pour leur symbolisme universel soit pour installer le calme et la tranquillité. Le Yoga Nidrâ nous permet de la sorte de nous rendre souverain de cet outil puissant qu'est notre pensée. L'utilisation interne d'une image peut à elle seule provoquer une réaction physique, le choix de celle-ci est donc à faire avec parcimonie.

Les images peuvent sans contrôle conscient, être poussées par notre esprit. Ces images sont majoritairement chargées d'un lot d'émotions. Pour que tous ces symboles et archétypes nous soient utiles, nous devons comprendre le message que le subconscient veut nous transmettre. Plus nous décoderons leurs significations, plus grande sera la compréhension de nous-même. Parfois ces images peuvent prendre des formes angoissantes comme des démons, des créatures funestes ou des animaux dangereux. Mais avec le discernement, au lieu d'être pétrifié, nous comprenons leur raison d'être et nous passons aux images plus agréables nous menant vers un soi plus profond. Les grandes périodes de silence dans le Yoga Nidrâ où l'instructeur ne dit rien permettent aux images de remonter de l'inconscient, comme si l'on se rapprochait du rêve, juste au bord du sommeil, abordé avec contrôle.

Mais Yoga Nidrâ possède une technique additionnelle qu'est le défilement rapide d'images disparates. En plus d'être le maître de sa pensée, on peut arriver à la métamorphiser en une entité pleinement créatrice. L'enchainement express d'images sert à établir de nouvelles associations et à construire des liaisons transversales de concept dans notre cerveau. C'est en faisant des rapprochements nouveaux que l'on devient créatif et que l'on invente. Dans notre cerveau, les neurones ont des liaisons qu'on appelle les synapses, et quand on laisse de côté la créativité, ce sont toujours les mêmes circuits qui sont empruntés. Emprunter des nouveaux chemins, utiliser des schémas de pensée alternatifs, nous libèrent du carcan habituel de pensées infertiles.

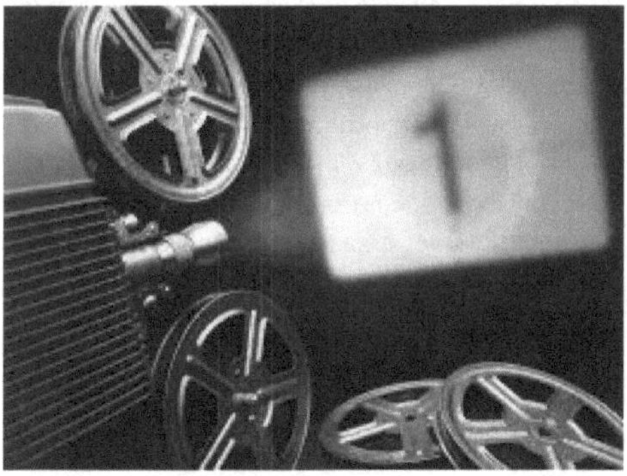

La captivité sensorielle

Qui n'a pas eu l'expérience de passer près d'un ami sans l'avoir réellement vu, les yeux étaient ouverts pourtant, mais la tête n'y était pas. Tout comme lors de l'écoute d'un discours, souvent il arrive de se demander ce qui vient d'être dit, mais l'intellect vagabondait. Tout indique que nos sens ne peuvent vraiment exécuter pleinement leurs fonctions, si le mental n'agit pas en cohésion. Tous les organes sensoriels ne procèdent pleinement que lorsqu'ils sont en collaboration avec le cérébral, et avec lui seul. Si l'on focalise la pensée dans l'action de réceptivité en cours, l'énergie mentale se concentre de sorte que nous aurons une vision nette et réaliste de l'objet contemplé.

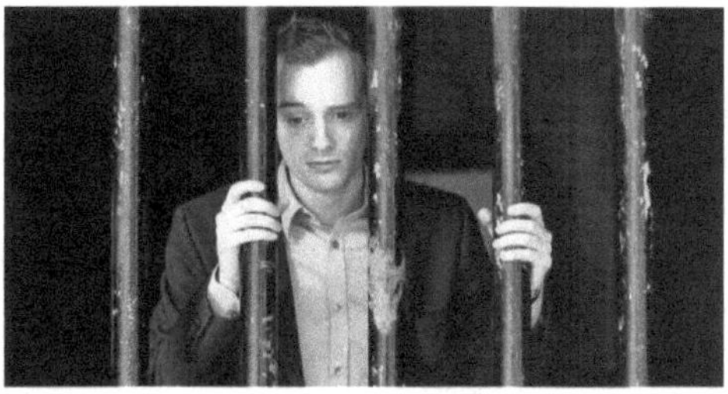

Un autre problème lié à la perception est l'attachement désigné par Raga et l'aversion désignée par Dvesa, ils sont grandement liés aux organes des sens. L'impression sensorielle laissée dans notre esprit crée soit une impression agréable ou non. C'est ce qui amène de l'attraction ou de la répulsion envers notre monde externe. Mais les sens ont une perception limitée et souvent l'information qu'ils nous font parvenir est grandement colorée et déformée. Se laisser guider par nos sens sans en prendre le contrôle, c'est rester dans un monde d'illusions où l'on passe bien souvent à côté de la vérité. Il faut apprendre le détachement pour ne pas se sentir bouleversé devant ce qui est répulsif et ne pas être aveuglé par le désir face à ce qui est plaisant. Ceci nous empêche de poser un jugement et rester neutre.

Donc pour optimiser notre conscience périphérique et pour ne pas avoir le psychique perturbé par ce qui nous entoure, il faut que les organes sensitifs soient en contrôle constant. Quand le goût, l'odorat, l'ouïe, le toucher et la vue sont contrôlés, l'intellect devient constant. Ceci n'est possible que par des efforts mentaux et physiques. Si un seul des membres sensoriels devient incontrôlé, la stabilité de notre cérébral commencera à décliner et les perturbations du mental nous éloignent de la vérité et du soi. Pour arriver à ce contrôle, il y a un principe en yoga qu'on appelle le retrait des sens, désigné sous le terme Pratyâhâra. C'est dans le fond tourner vers notre intérieur les organes sensoriels ordinairement attirés par leurs objets de contemplation. Au lieu de laisser les sens aller vers l'extérieur, on fait on sorte qu'ils suivent notre pensée.

Le retournement des sens

Quand la pensée est canalisée vers soi et se calme, tout le corps finit aussi par se calmer. Alors, les organes sensoriels interrompent leur prise de connaissance vers l'univers extérieur, car le mental est paisible et non agité. Les organes des sens cessent de se nourrir à tort de différent stimulus et deviennent donc aussi tranquille que le mental. C'est là le cœur du concept de Pratyâhâra. Dit différemment, les sens doivent cesser de nous agiter, ils ne doivent être actifs que sous la maîtrise de l'intellect. Tout cela amènera l'indépendance d'esprit versus les sensations physiques.

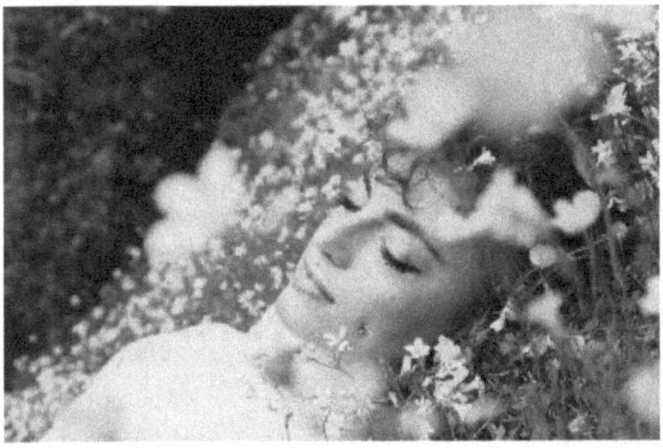

Une technique bien connue de Pratyâhâra est Trataka, concentration sur un point. Elle purifie les yeux, renforce les muscles oculaires et la mémoire. Ceci se pratique par la focalisation d'un objet. En ouvrant les yeux sans sourciller, on se concentre sur un objet sur une longue durée, puis en fermant les yeux on visualise l'image qu'on a fixée jusqu'à ce qu'elle s'éteigne. Une autre technique de Pratyâhâra est Antar Mouna, le silence intérieur. Elle permet de nous centrer sur nous-mêmes et augmente les facultés de concentration et de recul pour devenir spectateur. Pour se réaliser, l'exercice est habituellement découpé en cinq: il y a la concentration sur un son externe, sur un son interne, sur une pensée inopinée, sur une pensée volontaire et finalement la concentration se fait sur le silence et l'immobilité.

Nous opérons un retrait des sens à chaque fois que nous oublions le monde extérieur comme le moment de la bascule vers le sommeil. Le Yoga Nidrâ va dans ce sens car il nous emporte sur le porche du repos profond. Par une approche où l'on s'éloigne de ce qui nous entoure pour aller de plus en plus profondément à l'intérieur de soi, la pensée reste lucide mais le monde extérieur s'estompe. Les sens sont sous un contrôle absolu et les fluctuations du mental se trouvent temporairement interrompus. Dans le Yoga Nidrâ, seul le sens de l'ouïe devrait être en réel éveil. Il doit rester en état d'écoute du premier instant jusqu'à la fin de la séance. La voie de celui qui guide la séance est le seul lien qui l'unie avec le pratiquant. C'est par cette voie que le succès de la détente et du maintien de l'attention arrive. Un dernier aspect qui est aussi d'une grande valeur pour arriver à l'intériorisation est le mouvement du corps. Il faut éviter de bouger. Après une certaine période d'immobilité, certaines parties du corps vont s'engourdir. Le fait de résister à la tentation de remuer permet un changement fondamental à l'intérieur du cerveau. On obtient une perception inhabituelle du corps en se détachant du sens du touché.

Découvrir qui nous sommes

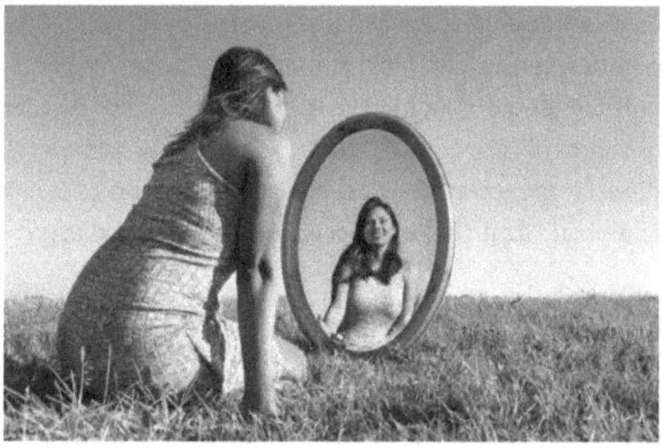

Vous avez de la difficulté car vous doutez de vous-même? Parfois, est-ce qu'il vous arrive de tout remettre en question, de vous sentir constamment insatisfait? Toutes les souffrances et les épreuves que vous allez rencontrer dans votre vie, vous arrive pour quelle raison? Ne vous êtes-vous pas demandé quel sont vos buts dans la vie, de ne pas savoir pourquoi vous agissez et ultimement avoir votre propre raison de vivre pour diriger l'ensemble de vos buts dans une direction unique ? La première étape pour être en mesure de trouver des réponses est l'étude de soi, pour citer Socrate: Connais-toi toi-même!

L'étude de soi, c'est poser un regard sur nos mécanismes internes, nos schémas de pensées, nos flux d'émotions et nos motivations profondes. Étudier son propre soi, c'est observer la relation que nous avons avec les autres, l'argent, le sexe, la nourriture, la carrière, les dépendances, les croyances religieuses donc de comprendre comment nous établissons les liens avec l'externe. Pour se comprendre, il faut passer par l'observation et la compréhension de tout ce qui nous caractérise. Il faut arriver à être en permanence dans la vigilance et le ressenti. Chacun de nous est spécifiquement différent et ne peut être compris que pour nous-même.

Avant cependant de pouvoir comprendre qui l'on est vraiment, il nous faut concevoir que des éléments nous empêchent d'être vrai. Ce sont les causes de souffrance, nommés Klesha, qui nous brouillent et nous retiennent prisonnier d'un carcan, qui entrave la liberté d'exprimer le vrai soi. Il y a l'ignorance qui nous empêche de connaître la vérité. L'égo qui génère l'égoïsme et l'orgueil dans le succès et la souffrance et la honte devant l'échec. Le désir est l'attachement et la possessivité qui se manifeste devant ce qui nous est agréable. L'aversion est l'opposition et la vengeance devant ce qui nous est désagréable. La peur est notre tendance à se cramponner à la vie, de peur de la perdre mais aussi toutes les formes de peurs qui s'installent et qui nous empêchent de se sentir libre. Nous pouvons savoir que ceux-ci se manifestent par les effets qu'ils ont sur nous. L'angoisse, le tremblement, l'essoufflement et la souffrance en sont les symptômes. En prenant conscience de nos causes de souffrance, nous pouvons arriver à les diminuer et finalement s'en délivrer pour être libre de revenir vers soi-même.

La recherche de soi

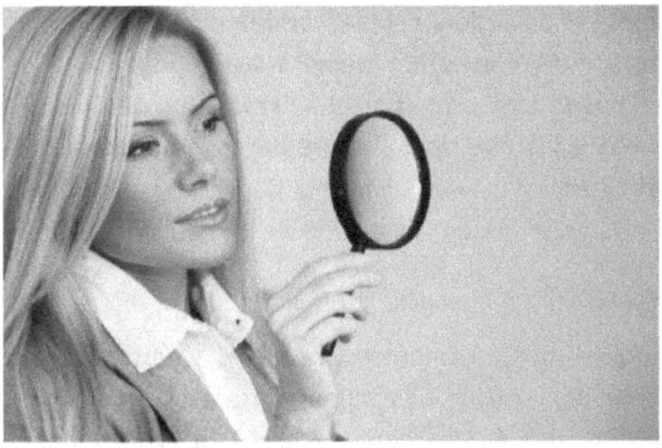

Dans le yoga, il y a un terme qui désigne la recherche de soi : Svadhyaya. Le mot se décompose en deux, Sva signifie soi et Adhyaya signifie étude. Svadhyaya est donc l'étude du soi. La personne qui procède à Svadhyaya déchiffre le livre de sa propre vie au même moment qu'elle le rédige et le corrige. Cette forme de recherche de soi vise à changer son point de vue sur sa vie. Cette forme d'introspection permet la purification de l'esprit pour en arriver à une libération de nos émotions telles que la haine, la possessivité, la colère, la convoitise, la cupidité et l'orgueil. En méditant, on peut arriver à dialoguer avec la partie lumineuse qui sommeille en nous. En ouvrant cette porte vers notre cœur, nous permettons à notre lumière de rayonner de son plein feu et de nous montrer sous un nouveau jour, une vision de nous, libre de souffrance. La méditation yogique nous aide à cheminer vers un meilleur soi, elle nous porte dans une transformation progressive vers le soi authentique. C'est une voie longue où l'on se doit d'être patient, mais nous avons une garantie d'être simplement soi-même. L'étude soi se fait à travers nos expériences, par la relation avec notre entourage, les thérapies et l'étude des textes sacrés.

Le Yoga Nidrâ amène une relaxation telle qu'il ouvre les portes du subconscient, ce qui facilite l'étude de soi en permettant le questionnement à l'origine même où se trouvent nos réponses. En effet, à l'intérieur de nous, nous avons bien souvent les vérités qui nous concernent, même les barrières de la conscience nous empêchent d'admettre ce que l'on refuse parfois de voir. En contact au subconscient, nous passons par-dessus ces obstacles et pouvons connaître ce qui se cache en nous. Le Yoga Nidrâ nous aide à comprendre plus vite nos conditionnements, nous aide à s'en libérer et arrête les souffrances dans lesquelles nous allons si souvent. Avec les différentes phases, on actionne différents modes de pensées, on arrive à comprendre les schémas mentaux qui marquent notre vie et on en est moins dépendant.

Quand nous découvrons ce pour quoi nous sommes faits, quand nous comprenons les dons innés et talents naturels qui nous ont été offerts, nous décuplons nos forces et nous arrivons à réaliser nos objectifs et à faire ce à quoi l'on était destiné. Pouvoir enfin prendre la bonne route, suivre son réel chemin de vie, orienter notre vie pour lui donner un sens est ce qui nous attend quand on aboutit à la recherche de soi. Ce n'est pas cela dans le bonheur, savoir qui on est, être conscient et libre d'agir, savoir vers quoi orienter ses actions et sentir que nous avons pris la bonne place dans le jeu de la vie.

Aussi pour les enfants

Le Yoga Nidrâ vaut la peine d'être proposé aux enfants et aux adolescents à condition que les séances soient bien adaptées. Il permet de relaxer complètement et profondément avec un apport de régénération physique, nerveuse et émotionnelle. Le Yoga Nidrâ permet aussi à l'enfant d'expérimenter le rêve éveillé à travers la poésie et les merveilles d'une histoire dont il est le héros. Cela permet de nourrir et stimuler son imagination. Le Yoga Nidrâ est un savant mélange d'une relaxation bien structurée, d'une initiation aux merveilles du conte et du bienfait de l'évocation de lumières et couleurs agissant favorablement sur le cerveau.

La rotation de conscience des divers endroits du corps autorise l'enfant au bien être avec son propre corps en plus de meubler son mental dans une direction plus sereine. Le conte apporte aussi un état plus positif grâce à la force des images et de l'histoire qui y est évoqué. Bref, que la joie et le bonheur deviennent indépendants des forces extérieures et qu'il est possible de les porter en soi, même au-delà de la séance.

Pour organiser une séance de Yoga Nidrâ infantile et faut d'abord créer un espace calme. Tamiser la lumière et voiler les fenêtres si c'est en pleine jour. De plus il faut s'assurer de les soustraire à toutes autre source de dérangement tel que le cellulaire, console de jeux, téléviseur, radio, etc. Il est proposé aux enfants de s'allonger sur le dos, mains tournées vers le ciel, et de les recouvrir d'une couverture légère. Pour les plus petits, il est conseillé de rester tout près de l'enfant. Il est possible pour certain d'avoir du mal à fermer les yeux, rien de dramatique dans ce cas, éventuellement cela viendra à travers de l'apprentissage de la méthode. Et surtout ne jamais sortir l'enfant (ou l'adulte) d'un Yoga Nidrâ. Ne pas le déranger, et le laisser aller jusqu'au bout, car tout est étudié pour le ramener dans les meilleures conditions. Finalement, dans le cas d'endormissement de l'enfant lors du Yoga Nidrâ, simplement le laisser dormir pour le reste de la sieste ou de la nuit, il se réveillera comme à son habitude.

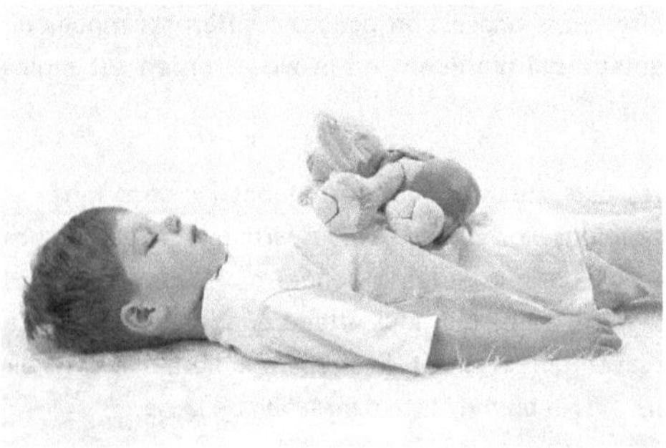

Voici les bienfaits chez l'enfant du Nidrâ :

- ❑ Permet de se relâcher
- ❑ Bien-être physique et mental
- ❑ Stimule également leur imaginaire
- ❑ Renforce leurs capacités de visualisation
- ❑ Découvrir l'harmonie intérieure
- ❑ Gérer leurs émotions au quotidien
- ❑ Développer leurs aptitudes créatives
- ❑ Prise de conscience de leur potentiel
- ❑ Au minimum, une pause détente

L'aspect thérapeutique

Le Nidrâ thérapeutique et les techniques avancées de Swapna Vidya, purifient et favorisent la régénération et le rajeunissement.

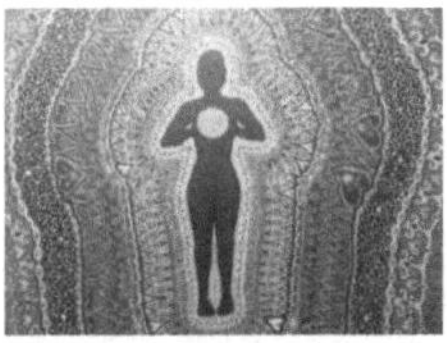

Déblocage des Koshas.
•Préparation et relaxation globale (annamaya kosha)
•Prononciation du shankalpa (anandamaya kosha)
•Rotation de la conscience (annamaya kosha)
•Conscience du souffle (pranamaya kosha)
•Éveil des sensations (manomaya kosha)
•Images rapides (vijnanamaya kosha)
•Prononciation du shankalpa (anandamaya kosha)

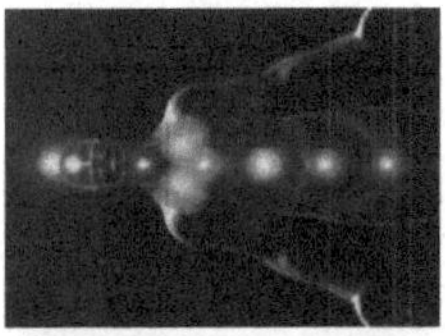

Harmonisation des Chakras.
Éliminer les blocages énergétiques en accompagnant chacune des respirations conscientes ce qui éveille tranquillement les chakras.

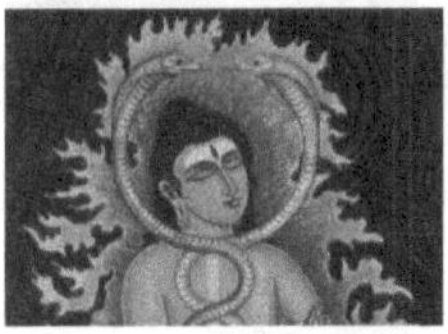

Libération des nadis.
Avoir la conscience et le souffle qui se répandent dans le corps à partir des Nadis et des centres psychiques.

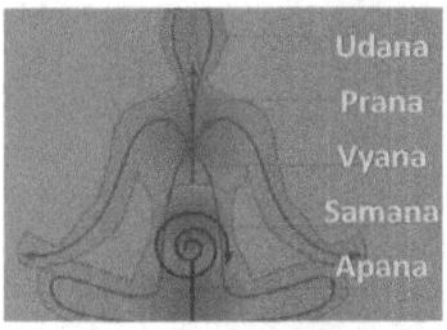

Stimulation des vayus.
Chaque Vayus possède sa propre fréquence de vibration pranique pour agir sur le métabolisme et la circulation du prâna.

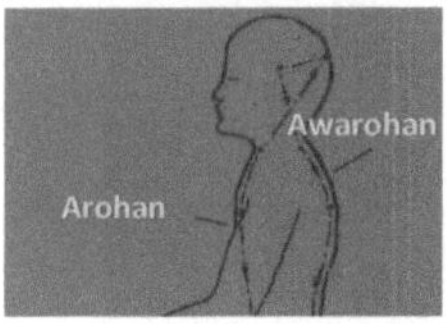

Circulation dans les Kshetram.
Purification dans l'alignement des Kshetrams (passage psychique frontal) et de la colonne vertébrale (passage psychique dorsal).

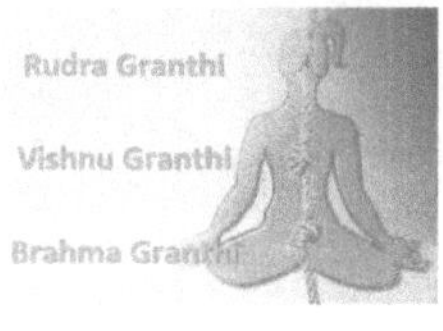

Déverouillage des Granthis.
Les trois Granthis représentent trois obstacles majeurs sur le chemin de l'accomplissement.

Séances sur différents thèmes

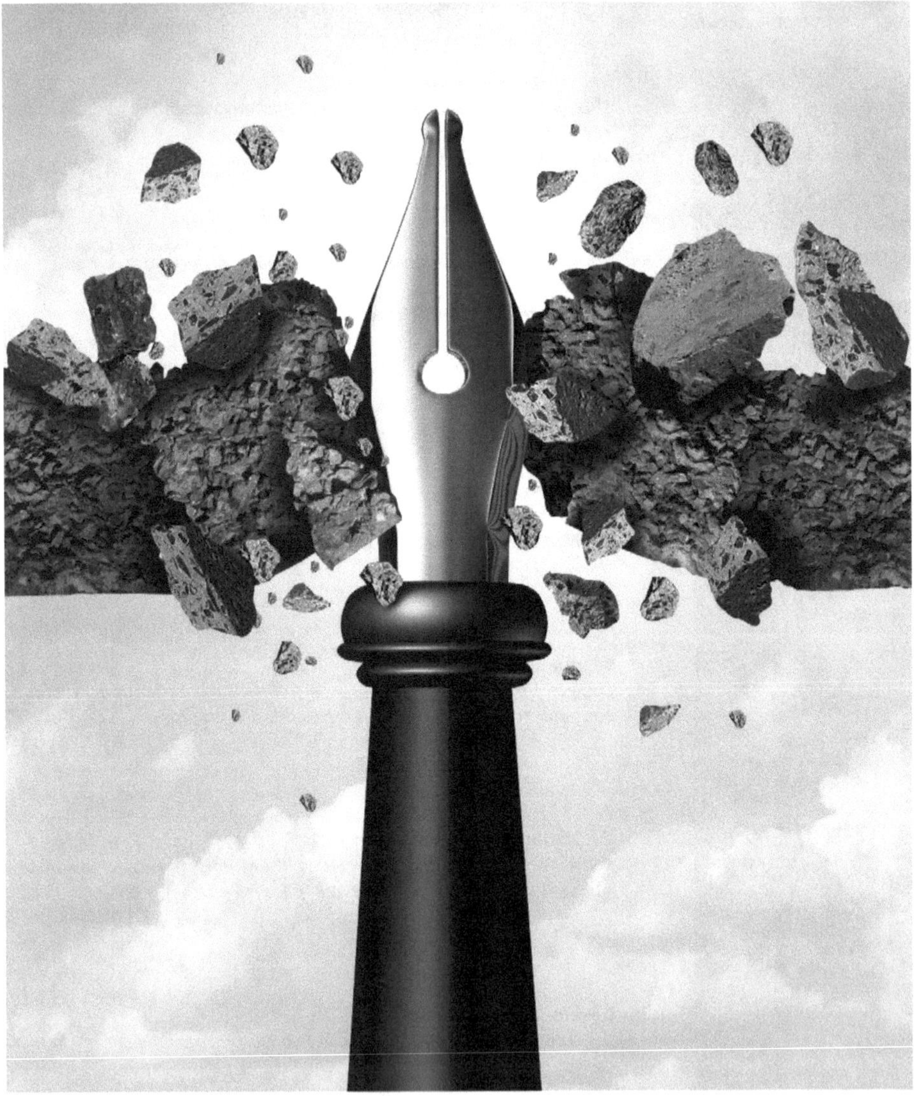

Séance 1 – Le temps d'une pause

En allongeant bien votre colonne et vos membres, trouvez le confort qui assurera votre bien-être. Ressentez votre corps se déposer sur le sol de façon agréable. Immobilisez vos membres pour entrer dans cette étape initiale de relâchement. Prenez conscience de la surface sur laquelle votre corps entre en contact. Vos talons, vos mollets et l'arrière de vos cuisses se détendent. Vos poignets, vos avant-bras, vos coudes et l'arrière de vos bras se décontractent. Vos fesses, votre dos, vos omoplates et l'arrière de la tête se délassent. Il n'y a que vous, dans cette pause du moment présent.

Le temps actuel se manifeste, entendez sa manifestation. Écoutez sans détour, tout ce qui se rend à vous. Sans accorder plus d'importance à ceux-ci, captez les plus loin et les plus près. Peu à peu, l'influence de la matière se dégage et vous ressentez un détachement de cet endroit actuel. Imaginez-vous ailleurs, ni dans l'avenir, ni dans le passé. Dans cet espace sécuritaire, où rien ne peut vous atteindre, un endroit où vous sentez le confort délectable, sans contrainte. Vous entendez des sons mélodieux qui vous calment. Écoutez attentivement cette symphonie en accord avec vos désirs.

Vous êtes dans une séance de Yoga Nidrâ, gardez la vigilance, résistez à la somnolence.

Peu à peu, la tonalité diminue. Le silence s'imprègne graduellement et plus rien ne vient vous stimuler. Ni avant, ni après, seul le moment présent dans ce grand espace vide de bruit. Un grand vide où vous entoure et vous habite. Tout s'arrête que pour vous, le spectateur intemporel.

Votre cœur a besoin d'un répit pour pouvoir battre à la mesure de vos aspirations. Il faut des pauses pour remettre en perspective vos souhaits les plus profonds. Formulez adéquatement votre sankalpa. Répétez-le trois fois, avec un accompagnement de la conviction profonde de réalisation.

Vous êtes dans une séance de Yoga Nidrâ, gardez la vigilance, résistez à la somnolence.

Visualisez votre main droite qui se resserre et comptez, 1,2, 3, 4 et 5. Exercez la même chose avec la main gauche, 1, 2, 3, 4 et 5. Voyez votre bras droit qui s'allonge devant vous, 1, 2, 3, 4 et 5. Idem pour le bras gauche, 1, 2, 3, 4 et 5. Imaginez votre bras droit se replier avec le biceps qui se gonfle, 1, 2, 3, 4 et 5. Également du côté gauche, 1, 2, 3, 4 et 5. Supposez l'extension de votre cheville droite, 1, 2, 3, 4 et 5. Faite le même exercice du côté gauche, 1, 2, 3, 4 et 5. Supposez que votre jambe droite s'élève vers le ciel, 1, 2, 3, 4 et 5. De façon uniforme sur la gauche, 1, 2, 3, 4 et 5. Faites comme si la cuisse droite revenait vers la poitrine, 1, 2, 3, 4 et 5. Pareil pour la gauche, 1, 2, 3, 4 et 5. Relâchez.

Continuez de bien prendre en compte les parties de votre corps dans cette halte de l'instant actuel. Représentez-vous en train de faire un redressement assis en forçant avec vos abdominaux, 1, 2, 3, 4 et 5. Évoquez votre thorax qui se bombe à pleine capacité sur l'inspiration, 1, 2, 3, 4 et 5. Figurez-vous fléchir le cou par le rapprochement du menton vers le torse, 1, 2, 3, 4 et 5. Simuler un long bâillement avec grande ouverture des mâchoires, 1, 2, 3, 4 et 5. Relâchez de plus en plus tout le corps.

Vous êtes dans une séance de Yoga Nidrâ, gardez la vigilance, résistez à la somnolence.

Comme une suspension dans le temps, observez les arrêts entre votre inspiration et votre expiration. Sentez l'interruption de votre respiration entre chaque phase. Sentez le déplacement du souffle qui vit un intermède avant de reprendre dans l'autre sens. Sur l'inspire, l'énergie entre en vous et descend vers le feu intérieur. Prenez un intermède pour sentir tous vos déchets s'embraser par votre brasier intérieur. Sur l'expire, ces rognures remonte et s'extirpe de vous. Savourez encore avant de reprendre.

Sur un compte à rebours de 27 à 1, soyez attentif à vos respirations. Vous inspirez avec 27, arrêtez pour retenir momentanément votre souffle, vous expirez 26 et attendez un peu avant de reprendre le souffle. Inspirez 25 et faites une rétention à poumons pleins, expirez 24 et faites une rétention à poumon vide. Continuez ainsi contemplant les pauses de rétention, sans rien forcer. Si vous oubliez où vous en êtes rendu, reprenez à 27. Laissez maintenant le décompte et libérer le souffle à son rythme naturel.

Vous êtes dans une séance de Yoga Nidrâ, gardez la vigilance, résistez à la somnolence.

Juste devant vous le néant se déchire. Vous voyez à travers cette brèche de l'Espace-temps une gamme d'images diverse, défilant les unes après les autres. Un héron qui se pose sur un lac, les derniers tisons d'un feu qui s'éteint, une fenêtre givrée en début de matinée, un nourrissons dormant paisiblement, un monolithe surplombant un vaste champs, des amoureux regardant les étoiles, un lac calme et sans vague, un lézard se faisant doré au soleil, une éolienne immobilisée par le manque de vent, une tortue dans sa longue route vers la mer, des moines se recueillant dans un monastère, une coccinelle immobile sur une fleur, un lampion allumé en mémoire d'un défunt, un ciel clair sans nuage, une lune pleine par un beau soir d'été, un immense glacier immobile, un lit de rosé en début de matinée.

La déchirure se referme et une grande boule métallique, attachée à un câble, descend lentement du ciel. Vous l'observez bien dans sa mise en mouvement. Tel un pendule balançant de l'avant vers l'arrière, celui-ci bouge de façon constante dans un silence presque magique. Comme si l'oscillation lente du pendule devenait votre référence de temps, vous sentez que toutes vos pensées ralentissent. Puis soudainement, le pendule s'immobilise, vous laissant une véritable pause pour vous. Vous prenez ce temps qui vous est offert pour vous interroger. Qu'est-ce que vous n'avez pas le temps de faire, que devez-vous réorganiser pour le permettre. Réfléchissez, continuez votre réflexion.

Vous êtes dans une séance de Yoga Nidrâ, gardez la vigilance, résistez à la somnolence.

Cette trêve temporelle ouverte, vous laisse évoquer votre souhait à nouveau. Exactement le même que celui énoncé au début de la séance. Inspirez profondément et pendant la rétention où s'ouvre votre confiance de réalisation, répétez intérieurement votre Sankalpa à trois reprises

Lentement revenez vers le rythme normal de la vie. Bougez graduellement vos extrémités telles que vos pieds et vos mains. Engager le mouvement dans les articulations de vos membres. Allongez votre dos et étirez-vous de tout votre long. Rendez-vous grâce d'avoir pris une pause que pour vous.

Séance 2 – La reine des eaux

Le temps arrive pour vous installer le plus confortablement possible en prenant des coussins ou tout autres accessoires pour assurer votre bien-être. Recouvrez-vous pour ne pas subir le refroidissement de votre chair. Immobilisez graduellement tous vos membres dans la douceur et le lâcher-prise. Ressentez votre corps bien allongé et en contact avec le sol. Visualisez l'aisance que chaque membre offre de se déposer dans le calme et le confort. Vos extrémités se relâchent, vos membres se détendent.

Imaginez-vous en excursion en pleine mer, dans une petite caravelle dérivant au gré des vagues. Seul sur l'embarcation, vous écoutez le bruit de la houle venant rouler sur les flancs de votre petit vaisseau. Leur rythme régulier rappel vos battements du cœur. Le contact s'établit entre votre chair et les flots vous entourant. Écoutez bien et reliez-vous et cet élément aquatique qui habite toute vie. Puis au loin, un autre son se fait entendre. Un bruit sourd venant de mille lieux d'ici. Vous identifiez sous cette mélodie magnifique, un air très profond provenant d'un groupe de cétacés. La vibration vous habite totalement dans un calme si apaisant que votre esprit n'a plus d'autre occupation que cette berceuse aquatique.

Vous êtes dans une séance de Yoga Nidrâ, gardez la vigilance, résistez à la somnolence.

Vous regardez attentivement ce qui vous entoure, flottant au-dessus d'une surface d'un azure incroyable. Votre attention se porte totalement sur ce tableau qui s'offre à vous. À cet instant même, une baleine immense jaillit des profondeurs. Elle projette un jet d'eau vers le ciel puis replonge dans les vagues de l'océan. Ce spectacle vous reste en mémoire un moment, offert simplement pour le plaisir optique. Tant de merveilles étalées ici, à peine sous vos yeux, la beauté de la mer.

Ce spectacle vous inspire réellement. Il vous donne le goût de vous réaliser, de progresser ou de vous transformer. Formulez votre souhait, celui qui vous fera avancer vers une meilleure âme. Choisissez les mots pour formuler de façon claire et positive votre Sankalpa. Répétez-le trois fois avec conviction.

Vous êtes dans une séance de Yoga Nidrâ, gardez la vigilance, résistez à la somnolence.

La baleine émerge tranquillement à nouveau, tout près de vous. En silence elle tourne autour de votre navire, en glissant dans un calme imprégnant. Vous allongez votre corps et la baleine vous envoie de petites gouttelettes d'eau sur chacune des parties qui seront nommées. Le pouce de la main droite, les autres doigts, la paume, le poignet, l'avant-bras, le coude, le bras, l'épaule, les côtes, la taille, la hanche, la cuisse, le genou, le bas-jambe, la cheville, le dessus du pied et les orteils.

Le pouce de la main gauche, les autres doigts, la paume, le poignet, l'avant-bras, le coude, le bras, l'épaule, les côtes, la taille, la hanche, la cuisse, le genou, le tibia, le bas-jambe, la cheville, le dessus du pied et les orteils. Le dessus de la tête, le front, les sourcils, les yeux, les oreilles, les joues, le nez, les lèvres, le menton. Un gros jet remplie subitement votre rafiot. Tout votre corps submerge maintenant. Tandis que votre vaisseau sombre vers les abîmes, vous nagez vers la baleine.

Vous êtes dans une séance de Yoga Nidrâ, gardez la vigilance, résistez à la somnolence.

Accroché à la baleine, vous avancez tous deux à la surface des eaux. Vous inspirez profondément et la baleine plonge. Vous retenez ainsi votre souffle quelque temps et pendant votre expiration, elle remonte à la surface. Tel une onde oscillante entre l'air et l'eau, vous suivez le rythme de votre inspire et votre expire, intercalés par la rétention à poumons pleins. Vous sentez toute la liberté de vivre dans cette atmosphère de dualité. Continuez ainsi de vivre la cadence de l'énergie qui entre et ressort.

Vous allez prolonger le temps de la rétention par un décompte sur celle-ci. Inspirez intensément et retenez votre souffle avec 27, 26, 25... jusqu'au moment où l'expiration se fera d'elle-même. Recommencer le décompte après la prochaine entrée d'air et voyez si vous pouvez prolonger le décompte un peu plus loin en recommençant à 27. Plus le temps de plongée se prolonge, plus vous prenez conscience de votre capacité. Respirez bien, n'excédez pas vos limites. Enfin, une dernière remontée, vous laissez votre capacité pulmonaire revenir à un tempo régulier.

Vous êtes dans une séance de Yoga Nidrâ, gardez la vigilance, résistez à la somnolence.

La baleine vous invite à entre dans sa bouche où elle vous nourrira en oxygène pour le voyage vers les abysses les plus profondes. À travers ses fanons vous voyez le paysage aquatique défilant sous vos yeux. Des forêts de corail balancées par le courant, des forêts de corail balancées par le courant. Le dessous immense d'un iceberg dérivant, l'immense dessous d'un iceberg dérivant, Des bulles d'air remontant à la surface, des bulles d'air remontant à la surface. Un volcan océanique en irruption, un volcan océanique en irruption. Une famille de dauphin déambulant fièrement, une famille de dauphin déambulant fièrement. Des étoiles de mers se déplaçant lentement, des étoiles de mers se déplaçant lentement. Les ruines d'une cité engloutie, les ruines d'une cité engloutie.

La baleine vous libère en face d'un dôme de verre construit par les ancêtres. Vous y entrez pour constater son approvisionnement en air. Une voix profonde résonne alors dans votre tête. En effet la baleine s'adresse à vous par télépathie. L'élément d'eau fonde la structure de cette terre. Son influence dépasse toutes les autres pour l'évolution de cette planète et de la vie qui la compose. Soit en harmonie avec elle, respecte ceux qui la gouverne, nous de la faune aquatique. L'humain n'est pas seul.

Vous êtes dans une séance de Yoga Nidrâ, gardez la vigilance, résistez à la somnolence.

La baleine vous fait signe de remonter. Profitant du chemin de retour, vous puisez dans vos aspirations les plus profondes pour vous remémorer votre souhait émis au début du voyage. Convaincu de sa réalisation, vous dites intérieurement et avec assurance votre Sankalpa trois fois. Vous y croyez.

Vous êtes de retour à la surface de la réalité. Votre corps débute lentement sa prise de conscience. Vos extrémités bougent, accompagnant le léger mouvement de vos membres. Vous respirez pleinement dans tous vos corps et vous l'étirez à votre guise. Ouvrez les yeux et rendez grâce à la vie.

Séance 3 – Lyrisme au-delà du rationalisme

Confortablement et paisiblement allongé, autorisez aux membres de prendre congé.
Il n'existe en fait pas de meilleur moment, que l'instant où vous décompressez simplement.
Le corps se dépose doucement au plancher, comme si la terre vous reliait pour vous brancher.
Le calme et la détente pénètrent progressivement, pour conscientiser votre organisme globalement.
Toutes les préoccupations s'échappent de l'esprit, relâchez tous ces maux dont vous êtes épris.

Percevez tout ce que vous pouvez écouter, sans nulle préférence à laquelle vous raccrocher.
Que ces bruits se définissent par leur éloignement, ou par leur proximité et grand rapprochement.
Entendez sans aucune distinction et ressentez, laissez votre cerveau lentement les décanter.
Séparez-vous de leur effet perturbant, les raffuts cesseront de devenir encombrants.
Vous intériorisez vos perceptions sensorielles, vous vous détachez de la matière et du matériel.

Vous êtes dans une séance de Yoga Nidrâ, gardez la vigilance, résistez à la somnolence.

Ayez acte de toute votre chair étalée, soit couverte ou en contact avec l'air trimbalé.
Le froid s'imprègne partout graduellement, permettez à la fraicheur d'entrer amicalement.
Pour pouvoir la température contrôler, vos impressions tactiles vous devez enjôler.
Imaginez votre cœur tellement ardent, diffusez intégralement son feu tant débordant.
Chaleur et fraîcheur conjoint dans l'illusion, de cette jonction est possible l'évasion.

Le temps arrive où cet instant pour évoquer, un souhait important pour vous à débloquer.
Formulez votre Sankalpa positivement, consentez qu'il se construise affirmativement.
Pour vous permettre constamment d'évoluer, évitez une phrase aux objectifs dilués.
Pensez juste à sa réalisation intensément, il se concrétisera dans votre vie assurément.
Dites-le à trois reprises tout de suite, donnez-vous cette jolie offrande gratuite.

Vous êtes dans une séance de Yoga Nidrâ, gardez la vigilance, résistez à la somnolence.

Un défilement de vos membres énumérés, déclenchera un relâchement total et délibéré.
Du bout de tous les doigts à l'épaule gentiment, les incommodités des bras deviennent boniment.
Du haut du torse vers la taille détendez, dans chaque zone aucune douleur appréhendée.
Du bassin jusqu'au pied en descendant, les jambes dans un confort transcendant.
Toute la face avant peut se satisfaire, d'un écart des contractions auquel il a affaire.

Des talons en montant aux fesses desserrées, un énorme délassement s'installe vous le verrez.
Toute la colonne et le dos vont tendrement, se desserrer et se déposer automatiquement.
De la nuque en direction de la tête déposée, consentez à l'ensemble des tensions se faire disposer.
Toute l'étendue arrière repose agréablement, les bienfaits incontestés arrivent abondamment.
Votre corps cette enveloppe si fragile, prenez-en soin pour le garder encore agile.

Vous êtes dans une séance de Yoga Nidrâ, gardez la vigilance, résistez à la somnolence.

Respiration consciente vous allez commencer, juste d'observer permet de la cadencer.
L'entrée d'air ouvre la poitrine grandement, l'expulsion contracte le torse évidemment.
Le même phénomène sur le ventre le fait gonfler, serte l'abdomen pourra ensuite dé-souffler.
Est-ce possible pour vous d'en mesurer le temps, comparez les phases sans le faire en haletant.
Réalisez l'importance de ce cycle autant vital, par celui-ci vous recevez l'énergie capitale.

Un décompte du souffle vous entamerez, de 27 c'est facile à exécuter vous verrez.
Sur l'inspiration 27 pour le commencement, 26 sur l'expiration comme avancement.
Poursuivez votre compte-à-rebours rythmé, en cas d'erreur il ne faut pas vous blâmer.
Inspire et expire se succède inlassablement, prolongez la surveillance de ce halètement.
Peu importe le nombre que vous avez atteint, soufflez à nouveau tel qu'au réveil du matin.

Vous êtes dans une séance de Yoga Nidrâ, gardez la vigilance, résistez à la somnolence.

Un ensemble d'images différentes va défiler, autorisez votre côté irrationnel une-à une les empiler.
Le repos prolongé de la belle-au-bois-dormant, une forêt par malheur brulée entièrement.
Un immense réservoir d'eau presque asséché, un remarquable petit hibou à la tête éméché.
Un vieux glacier polaire se brisant brusquement, un minuscule lézard vert qui s'enfuit rapidement.
Une bourrasque de vent d'une grande vigueur, un spectacle devant les étoiles d'un voltigeur.

Votre cervelle poursuit sa course effrénée, de création de représentations enchaînées.
Notez le débit de cet écoulement, constatez la transition faisant son déblaiement.
Furtivement le silence permet de s'insérer, l'espace entre les idées vous considérez.
Découvrez le mutisme dans son agrandissement, l'introspection débute son approfondissement.
La tranquillité remplace les agitations, du vide vous obtiendrez la conciliation.

Vous êtes dans une séance de Yoga Nidrâ, gardez la vigilance, résistez à la somnolence.

Une chance pour votre vœu de se manifester, l'univers entier est là pour vous assister.
Pour une deuxième fois accueillez favorablement, l'idée positive qu'il se réalise diligemment.
Davantage la conviction en vous aura germée, autant son achèvement vous pourrez affirmer.
Votre désir lumineux dites-le triplement, demandez son pur et simple accomplissement.
Chaque jour poursuivez votre demande, à travers le destin passez votre commande.

Éventuellement vous allez vous réveiller, mettez en marche votre pensée ensommeillée.
Faites bouger vos extrémités tranquillement, invitez vos membres dans la mise en mouvement.
Étirez-vous le plus loin que vous pouvez, la réalité peu-à-peu se verra retrouvée.
Tout le corps se nourrit du moment présent, ouvrez-vous et voyez que c'est bienfaisant.
Terminez avec un tout petit sourire, en hommage de cette vie à glorifier et chérir.

Séance 4 – Rencontre vibratoire

Confortablement installé, vérifiez que la posture vous rend complètement à l'aise. La tête calée dans un coussin, couvrez-vous d'une couverture au besoin. Faites les derniers ajustements, fermez les yeux et respirez calmement. Permettez un relâchement dans toute la globalité. Savourez l'induction progressive du calme et de l'apaisement. Cet instant de tranquillité vous procure grand bien. Vivez ce moment présent de la plante des pieds jusqu'au sommet de votre crâne. Vous reposez en contact avec la terre, laissez votre connexion se faire avec le noyau de cette planète, elle vous revivifie et vous régénère.

Les vibrations du sol vous enveloppent et vous protège. Vous imaginez que votre ancrage augmente en fonction de la confiance qui s'intensifie. Votre ressentez la pesanteur entièrement, collé sur toute votre surface arrière en jonction avec ce monde. Visualisez les attaches se défaire les unes après les autres. La légèreté se manifeste et vous élève progressivement. En transition vers un univers imaginaire, voyagez librement vers un lieu rutilant. Les oscillations du cosmos vous transportent, accompagné d'une sensation d'apesanteur. L'absence de gravité, vous transporte en toute liberté.

Vous êtes dans une séance de Yoga Nidrâ, gardez la vigilance, résistez à la somnolence.

La destination finale se rapproche. Une place remplie de lumière, peuplé de tour de cristal blanc, de montagnes opalescentes et d'éclats de verre immaculés. La blancheur de cet endroit vous laisse deviner le côté pur qui y transpire. Il y a une pulsation régulière à entendre. Dans un rythme régulier et lent, votre cœur s'y synchronise graduellement. Écoutez bien ce son qui résonne profondément jusqu'au centre de votre poitrine. Comme une communion avec cette symphonie vivante, une impression de rencontre imminente se fait sentir. Joignez-vous dans ce concerto à cette entité qui arrive.

Une énergie cristalline descend vers vous. De celle-ci émane le concert perçu plus tôt. Cela éveil en vous une inspiration inébranlable. Un souhait se révèle de vos entrailles. Un vœu des plus positifs en ressort, une aspiration à vous rendre plus grand, pour vous permettre d'évoluer. Formulez votre Sankalpa pour qu'il soit le plus clair possible et évoquez-le intérieurement à trois reprises.

Vous êtes dans une séance de Yoga Nidrâ, gardez la vigilance, résistez à la somnolence.

Peu-à-peu se matérialise devant vous un individu vous semblant familier. De sa main éblouissante, il vous transfère directement une vitalité bienfaisante dans les membres nommés. Prenez conscience de la main droite, le poignet, le coude, l'épaule, l'aisselle, la hanche, la cuisse, le genou, le mollet, la cheville et le pied droit. Puis la main gauche, le poignet, le coude, l'épaule, l'aisselle, la hanche, la cuisse, le genou, le mollet, la cheville et le pied gauche. Le transfert bénéfique continu avec La plante des pieds, les talons, les mollets, l'arrière des cuisses, le fessier, le dos, les omoplates, la nuque, le crâne, le front, les sourcils, les paupières, le nez, les joues, les oreilles, les lèvres, le menton, la mâchoire, le cou et le torse.

Un globe flamboyant vous entoure globalement, autant la face avant que derrière. Vous brillez conjointement d'une ardeur innommable. Une auréole protectrice vous encercle tout deux.

Vous êtes dans une séance de Yoga Nidrâ, gardez la vigilance, résistez à la somnolence.

L'apparition ardente qui vous accompagne vous invite à vous unir à son souffle. Focalisez sur l'air qui se dirige vers les viscères et remonte. Vous sentez que votre ventre se soulève sur son inspire. Chaque expiration vous permet un délassement, vous rapprochant de votre voisin. Cette respiration ventrale vous apporte pacification et quiétude. Chaque cycle vous achemine vers un jumelage avec votre invité rayonnant. Poursuivant en respirant posément et régulièrement, sans rien forcer.

Sur un compte à rebours débutant par 27, rêvez que votre brise vitale vous fait envoler tous deux. Le Prâna entre avec 27 et vous charge de la puissance requise pour le décollage. L'Apâna s'échappe sur 26 et vous élance vers les cieux. 25 ce qui vous accède vous revigore, 24 ce qui se soustrait vous allège. Continuez votre ascension conjointe avec 24 jusqu'à zéro. Poursuivez le décompte, restez concentré. Si vous oubliez ou commentez une erreur, reprenez simplement à zéro.

Vous êtes dans une séance de Yoga Nidrâ, gardez la vigilance, résistez à la somnolence.

Votre essor vers le firmament à créer un tel énergétisme qu'une fusion se fait avec votre ami de passage. Pendant cette réunion magique, un flot d'image diverse défile sous vos yeux. Une lame d'eau jaillissant d'un geyser, un panda dormant sur une branche. Une météorite traversant l'atmosphère, une cigale rythmant sa cymbalisation. Un charbon incandescent au milieu des cendres, un deltaplane dans son long vol libre. Un château de sable au bord de la mer, une savane paisible sous un soleil réchauffant. Une falaise gigantesque creusée par les vagues, une aurore boréale de couleur fluorescent et pastel. Laissez ces images parcourir votre imaginaire, dans une farandole tournoyante.

Vous pouvez identifier votre compagnon de voyage, c'est nul autre que vous-même, mais sous une manifestation au-delà de vos perceptions physiques. Ce double lumineux représente l'amour divin semé en nous tous. Cette radiation de votre source sublime vous remplit d'une sagesse céleste. La compréhension de votre réelle présence sur cette parcelle terrestre se dévoile, le véritable but de votre existence s'expose. Votre alter-ego vous soutient dans votre démarche, votre dessein se réalisera plus facilement avec son aide. Invoquez ses services pour dissoudre vos obstacles ou blocages. Un canal vous unis désormais avec votre partenaire. Demandez conseil et il vous écoutera. Vous avez la capacité de communiquer constamment à travers ce conduit luisant vers votre compère, votre copie spirituelle.

Vous êtes dans une séance de Yoga Nidrâ, gardez la vigilance, résistez à la somnolence.

Vous devez vous séparer momentanément. Avant de vous quitter, il vous indique qu'il peut utiliser son pouvoir pour le combiner à votre conviction de réalisation, sur un désir noble à accomplir dans votre vie. Donc pour une seconde fois exprimez-le psychiquement, dites-le-vous triplement.

Empruntez quelques secondes pour reprendre connaissance avec la pièce où vous vous trouvez. Inhalez intensément et baillez gracieusement. Bougez les pieds et les mains, étirez-vous intégralement. Ouvrez les yeux en ayant soin de garder les bienfaits de votre séance par un simple sourire.

Séance 5 – Le sanctuaire isolé

Donnez-vous le confort en vous installant bien allongé, les bras et les jambes écartées. Utilisez tous les articles requis pour votre bien-être. Autorisez-vous ce temps pour vous délasser, détendez à la fois le corps et l'esprit. C'est ici et maintenant que vous pouvez relâcher, libérez-vous de vos tensions, apaisez votre côté émotif. Accueillez le calme et la quiétude d'un bout à l'autre de votre organisme, laissez reposer entièrement ce physique que vous habitez, toutes les parties de votre substance.

Votre imagination vous transporte dans un paysage forestier ressourçant. Laissez les arbres apparaître les uns après les autres. Les branches des ceux-ci se déploient majestueusement, une forêt surgit tout juste devant vous. Le vent agite le branchage, caressant les feuilles dans sa douce brise. Entendez cette légère agitation coupant le courant du silence momentanément. Le mouvement de la végétation peuple de temps à autre le vide sonore. Aucun autre bruit ne vous affecte, il n'y a que ce chant du bois dansant. Laissez-vous allez par cette berceuse calmante, par son réconfort profond.

Vous êtes dans une séance de Yoga Nidrâ, gardez la vigilance, résistez à la somnolence.

Une allée s'ouvre graduellement pour vous y inviter. Le passage est parsemé de flaques d'eau, le rendant quelque peu bourbeux. Vous avancez dans la boue qui rafraichie vos orteils. Tandis que vos pas se succèdent, ressentez cette terre humide sous vos pieds. Le sentier se raffermie et devient de plus en plus sec. Discernez la différence de contact, la fermeté de la route qui se dessine. Vivez bien la jonction qui se fait dans la progression de votre avancée. Une grande pierre vous invite à prendre la pose.

Assis en tailleur sur l'énorme rocher, vous contemplez la densité feuillue. Le tout vous inspire profondément et évoque un souhait lumineux. Ce vœu personnel provient du fond de votre cœur un Sankalpa, formulé de façon claire et positive. Placez-y toute l'énergie de la nature associée à la vôtre afin d'augmenter ses chances de réalisation. Répétez-le trois fois, maintenant, avec toute votre conviction.

Vous êtes dans une séance de Yoga Nidrâ, gardez la vigilance, résistez à la somnolence.

Vous allez vous coucher sur le roc tout en promenant votre pensée autour du corps. Remarquez que chaque partie nommée se fond à la nature. Avec le côté droit d'abord. Pouce de la main droite, 2e, 3e, 4e et 5e doigt, paume, poignet, coude, épaule, aisselle, taille droite, cuisse, genou, cheville, dessus du pied droit, gros orteil, 2e, 3e, 4e et 5e orteils. Avec le côté gauche par la suite. Pouce de la main gauche, 2e, 3e, 4e et 5e doigt, paume, poignet, coude, épaule, aisselle, taille gauche, cuisse, genou, cheville, dessus du pied gauche, gros orteil, 2e, 3e, 4e et 5e orteils. Tout le côté droit, Tout le côté gauche.

Perpétuez l'exercice avec la face antérieure en descendant : Cime du crane, front, sourcils, yeux, narines, joues, lèvres, clavicules, poitrine, nombril, abdomen, aine, cuisses, genoux, chevilles, tous les orteils. Poursuivez avec la face postérieure en remontant. Plante des pieds, talons, mollets, arrière des cuisses, fessiers, hanches, colonne vertébrale en entier, omoplates, arrière de la tête, sommet de la tête. Les deux jambes et les deux bras ensemble, tout le dos, toute la poitrine, tout l'arrière, tout l'avant.

Vous êtes dans une séance de Yoga Nidrâ, gardez la vigilance, résistez à la somnolence.

Respirez profondément et délibérément plusieurs fois pour revenir à la conscience du corps, de la vie qui y circule, juste à l'intérieur de vous. Inspirer, expirez, faites entrez l'énergie et relâchez-là. Une fois de plus, continuez dans un rythme lent et régulier. Laisse-vous découvrir l'ampleur de votre souffle et sa profondeur. La circulation de la vitalité apporte la souplesse dans vos extrémités, la décontraction des membres. Explorez l'aspect régénérateur et vivifiant des allées et venues de l'air.

La nature vous accompagne désormais dans votre respiration. En utilisant un compte à rebours, bouclez cet échange énergétique avec cet emplacement naturel dans lequel vous êtes. 27, le feu des entrailles terrestres réchauffe votre cœur. 26, votre souffle chaud retourne vers la terre. À nouveau la chaleur entre avec 25 et se dirige vers vos viscères, vous relâcher vos déchets avec 24 qui viennent fertiliser le sol. Continuez ainsi votre défrichage commun, pour construire un lieu de quiétude en vous et tout autour. Si vous faites une erreur en comptant, reprenez à 27. Vous pouvez arrêter le décompte, une petite clairière vous entoure maintenant au milieu de ce sanctuaire forestier.

Vous êtes dans une séance de Yoga Nidrâ, gardez la vigilance, résistez à la somnolence.

Tous les macrocosmes floraux environnent vibre d'une aura féérique. Un mouvement naturel se met en marche et un lot d'images défile devant vos yeux. Un marais peuplé de fleur de lotus, les clapotis d'un ours traversant une rivière. Le rayon du soleil transperçant la verdure, un menhir couvert de mousse ancestrale. Le reflet de la lune dans une flaque d'eau, des clochettes attachées à des jeunes boutures. Les yeux de cerf arrêté devant vous, un bouquet de lépidoptère qui s'envolent. Une termitière montée en pyramide surélevée, la rosée qui s'évapore aux premières lueurs matinales.

Au milieu de cette nature isolée, vous allez maintenant construire un gîte. Tous les matériaux apparaissent à volonté, vous n'avez qu'à choisir ce qui constituera une maison de rêve. Débutant avec la fondation, encrez-la solidement. Les murs s'érigent les uns après les autres, habillés de l'extérieur d'une maçonnerie robuste et stable. Chapeautez le tout d'un toit protecteur, imperméable aux intempéries. Vous entrez dans votre repaire, les pièces se colorent selon vos goûts. Le décore parsème avec harmonie chacune des salles. Arrangé le tout pour vous sentir comme chez-vous. Cette demeure est la vôtre, un endroit de paix où vous êtes en pleine sécurité. Profiter de la sérénité du logis, lieu de protection.

Vous êtes dans une séance de Yoga Nidrâ, gardez la vigilance, résistez à la somnolence.

Vous êtes maintenant à la fin de la séance, À l'abri dans votre résidence, rien ne peut empêcher vos accomplissements. Vous devez énoncer votre Sankalpa pour une seconde fois. Répétez-le maintenant à trois reprises, dans la conviction et persuadé de sa réalisation prochaine.

Éventuellement revenez à la réalité, tout en gardant un souvenir fantastique de ce que vous venez de vivre. Bougez graduellement, ouvrez la mâchoire longuement et refermez, Écartez vos paupières et regardez l'espace autour. Rendez-vous grâce pour cette journée de plus de votre existence.

Séance 6 – L'ancienne bibliothèque

Étendez-vous complètement sur le dos, les jambes et les bras allongés. Laissez votre attention se mettre à l'écoute de votre corps, observez-le sans rien faire. Dans cette position de détente, ressentez les différents points d'appui de votre chair avec le sol. Visualisez-bien les contours et la forme de ce contact avec la terre. Imaginez votre empreinte s'inscrire progressivement dans le plancher. Calme et détente s'implante partout en vous, tension et agitation s'évadent au loin. Délassez-vous tout simplement.

Transportez-vous virtuellement devant un grand bâtiment millénaire. Cet édifice datant de milliers d'année abrite une vielle bibliothèque antique. Vous profitez du moment de fermeture, pendant que les visiteurs sortent bruyamment, pour vous insinuer discrètement. La voix des gens qui quittent, s'estompe peu à peu. Le boucan s'efface devant le silence. La tranquillité des lieux témoigne de l'absence de tout bruit. Rien ne se fait entendre, que le vide à écouter. Un néant auditif s'offre à vous.

Vous êtes dans une séance de Yoga Nidrâ, gardez la vigilance, résistez à la somnolence.

Vous déambulez parmi les étagères poussiéreuses de livres. Les tablettes que vous parcourez du regard regorgent d'un savoir universel. Vous arpentez ces rayons de connaissance qui se succèdent. Plus votre promenade se prolonge, plus votre esprit s'imprègne de la sagesse inscrite autour de vous. La lumière des anciens vous embrasse intellectuellement, tout autre égarement mental s'efface pour lui laisser place. Pas de rêverie futile, pas de pensée inutile. Il n'y a que compréhension de l'univers.

Inspiré par la quiétude, une réflexion à votre sujet commence à grandir. Une interrogation se manifeste sur un vœu d'amélioration personnel. Vous formulez un souhait, un Sankalpa, vous permettant d'évoluer sur votre chemin de vie, apportant un nouvel éclairage à votre vie. Récitez intérieurement celui-ci de façon claire et positive, à trois reprises, avec une conviction infaillible de réalisation.

Vous êtes dans une séance de Yoga Nidrâ, gardez la vigilance, résistez à la somnolence.

Au milieu de l'allée, un manuscrit anatomique git tout juste devant vous. Une brise passante tournoie les pages de sorte que vous apercevez brièvement le contenue qui s'anime. Une partie après l'autre, ressentez chaque emplacement de votre corps. Commencez par la main droite, votre pouce, l'index, le majeur, l'annulaire et l'auriculaire. Passez à la paume, l'avant-bras, le coude, l'épaule, puis l'aisselle droite. Descendez vers la taille, la hanche, la cuisse, le genou, le mollet, la cheville, le talon, la plante du pied, le gros orteil, tous les autres orteils droits. Suivez le même parcours du côté gauche. Débutez à nouveau avec la main, votre pouce, l'index, le majeur, l'annulaire et l'auriculaire. Passez à la paume, l'avant-bras, le coude, l'épaule, puis l'aisselle gauche. Descendez vers la taille, la hanche la cuisse, le genou, le mollet, la cheville, le talon, la plante du pied, le gros orteil, tous les autres orteils gauches.

Prenez conscience de la colonne du bas vers le haut, l'ensemble du rachis, les omoplates ainsi que tout le dos. À présent, allez vers le ventre, du creux de l'estomac, vers la poitrine, vers le cou, la nuque, la tête et le front. Le visage, les yeux, les oreilles, les joues, les narines, la langue, la mâchoire et le menton.

Vous êtes dans une séance de Yoga Nidrâ, gardez la vigilance, résistez à la somnolence.

Un volume sur la respiration flotte devant vous et vous invite à prendre conscience de l'énergie vitale qui vous nourrit depuis votre naissance. Inspirez longuement et amplement. Prenez acte de l'oxygène frais qui entre. Il rafraîchit les bords de vos narines et monte le long de votre nez. Expirez librement, sans effort. Aspirez autant d'air qu'il est possible et sentez l'air qui va jusqu'à votre front et le rafraîchit dans un point central sous cutané. Relâchez le tout dans la simplicité. À nouveau sur le souffle entrant, visualiser l'air qui remontre et qui s'incurve pour se diriger dans la gorge. Sur l'expire, détendez et laissez aller. Prochain inspire, refaite le parcours et suivez-le descendre par votre arrière-gorge et la nuque. Continuez ainsi dans un rythme qui vous est propre, parcourez ce chemin énergétique et naturel.

Faites maintenant le compte-à-rebours en partant de la vingt-septième respiration et imaginez la colonne aérienne se former, parallèle la ligne vertébrale. En débutant avec 27, celle-ci descend vers le ventre, qui se remplit. Avec 26, ce dernier se vide sur un long soupir. À nouveau, le même chemin est parcouru sur 25 et sort sans entrave sur 24. Continuez ainsi de suivre la route qu'emprunte votre souffle, en restant concentré. Tout au long de l'exercice, la lecture du livre vous en donne la compréhension.

Vous êtes dans une séance de Yoga Nidrâ, gardez la vigilance, résistez à la somnolence.

Tel qu'animé par un sortilège de lévitation, les différents ouvrages manuscrits s'envolent vers vous. Dans une farandole magnifique, ils tournoient dans l'allégresse tout autour. Les unes après les autres, des images apparaissent sous vos yeux. Un soleil brillant, une clochette de cuivre, un nuage moelleux, une glace au chocolat, un mouton gambadant, une allumette enflammée, une baignoire à volatile, un ciel constellé, un lapereau endormi, une statue angélique, un arbre fleuri, une pluie rafraichissante.

Vous débouchez dans une vaste salle grandement illuminée. La chambre circulaire sobrement décorée met en valeur un large piédestal sur lequel repose un épais bouquin. Sa couverture de cuir finement taillée laisse entrevoir un contenue autrement précieux. En vous approchant vous pouvez en discerner le titre qui porte votre nom. Curieux, vous sillonnez ce que l'on a griffonné à votre intention. Chaque question soulevée à votre propos trouve sa réponse dans celui-ci. Qui vous êtes, le but de votre existence, les leçons de vie à comprendre. Méditez sur ces explications personnelles.

Vous êtes dans une séance de Yoga Nidrâ, gardez la vigilance, résistez à la somnolence.

Ce nouvel éclairage à votre sujet vient illuminer le souhait énoncé au commencement de la séance. Ce vœu positif qui vous permettra de progresser dans la vie, votre Sankalpa. Formulez-le mentalement avec soin, clamez-le avec assurance sans faille à trois reprises, pour vous approcher de sa réalisation.

Le gardien de sécurité ouvre les portes de l'établissement littéraire. Il vous accompagne dans votre retour à la réalité. En remuant graduellement vos extrémités et articulations, vous reprenez contact avec le moment présent. Prenez bien votre temps pour revenir à vous et vous relever.

Séance 7 – Le chemin de la vie

Veuillez-vous préparer en vous ajustant bien au sol, assurez-vous de l'absence de tout inconfort. Adoptez une posture favorable à la détente, une position invitant au calme et au repos. Progressivement immobilisez-vous pour ne pas perturber votre quiétude. Relâchez physiquement, abandonner mentalement. Prenez simplement conscience de votre corps allongé et du contact de celui-ci avec la surface sur lequel il repose. La douceur du moment présent est tout ce qui importe.

Imaginez-vous revenir dans le temps, dans cette phase embryonnaire où vous habitiez le ventre de votre mère. Baignant dans cette masse liquide qui vous enveloppe. L'environnement est chaud et protecteur. Vous flottez à l'intérieur de cette bulle qui vous garde en sécurité. Rien ne vous inquiète, la notion de traquas n'existe point. Vous nagez à l'abri de tout risque. Balloter tranquillement par les vagues utérines. L'ambiance aquatique vous balance pacifiquement d'un bord à l'autre, vous êtes si bien.

Vous êtes dans une séance de Yoga Nidrâ, gardez la vigilance, résistez à la somnolence.

Vos premiers sens se développe et vous font découvrir cet univers audio-tactile de la période fœtale. Vous entendez des sons, toute sorte de bruits, comme si vous participiez à la vie de votre maman. Ces stimuli auditifs développent vos premiers réflexes cérébraux. Votre cerveau reconnait la voix maternelle qui tantôt chante et à d'autre moment vous rassure par des mots de tendresse. Auditionnez l'écho de ces différentes tonalités traversant les fluides avoisinant, cette masse qui vous emmaillote.

Vous savez que le grand moment arrive, celui que vous avez choisi pour naître. Comme une vaste explosion, la lumière aveuglante vous inonde. Inspiré pour cet événement grandiose, vous formulez un souhait qui vous accompagnera dans votre expérience, dans cette nouvelle incarnation. Choisissez des mots clairs et positifs qui vous permettront de grandir dans la clarté et d'aller vers plus d'éveil. Intérieurement, invoquer votre vœu à trois reprises avec certitude d'accomplissement.

Vous êtes dans une séance de Yoga Nidrâ, gardez la vigilance, résistez à la somnolence.

L'air pénètre brusquement dans vos poumons de nouveau-né. Vous suffoquez quelque peu au début, mais vos voies pulmonaires toute neuves s'habituent. C'est votre premier souffle et l'oxygène entre en vous et vous expirez avec hésitation. Vous prenez de l'assurance et la seconde respiration devient plus aisée, votre expiration plus longue et profonde. Comme au premier moment, continuez d'insuffler l'énergie en vous et de la relâcher tendrement. Sentez la vie qui circule en vous.

Avec un compte à rebours, renforcez votre organisme à chaque nouvelle respiration. Inspirez 27 et accueillez l'énergie qui développe votre système respiratoire. Sur 26 expirez et laissez votre structure cardiaque se consolider. Continuez avec 25 et 24 sur le prochain inspire et expire. La vitalité se répand dans tout votre être, de cette zone centrale, depuis la cage thoracique. Suivez bien votre rythme et approfondissez les effets à la mesure de votre décompte. Soyez pleinement conscient que vous respirez. En cas d'erreur ou d'oubli lors de la soustraction, revenez tout bonnement à vingt-sept.

Vous êtes dans une séance de Yoga Nidrâ, gardez la vigilance, résistez à la somnolence.

Au fur et à mesure que votre enfance entame votre chemin, votre morphologie se développe. Les cheveux, les cils et sourcil se forment. Les yeux trouvent leurs couleurs définitives. Les premières dents de laits se dévoilent. Le tonus musculaire fait ses apparitions et les os s'allongent. La possibilité de remuer les membres, vous donne l'occasion des premiers déplacements en rampant. La finesse de votre dextérité vos permet de saisir les objets avec les doigts et de garder l'équilibre grâce à vos orteils.

Et votre croissance se poursuit. Votre force, votre endurance et votre habilité se déploient et votre motricité se raffine. Le tronc s'allonge et votre poids augmente de plus en plus. L'adolescence approche et la pilosité apparait aux endroits plus intimes. Les zones érogènes se développent sexuellement. La puberté s'affiche aussi dans les nouvelles formes, dans vos fesses et votre poitrine. Tous ces changements hormonaux ont un grand impact et vous propulse vers le stade adulte.

Vous êtes dans une séance de Yoga Nidrâ, gardez la vigilance, résistez à la somnolence.

Des images de votre parcours s'affichent comme un carrousel devant vos yeux. Des rayons de soleils en début de matinée. Le sourire de vos parents remplis de tendresse. Des jouets aux couleurs brillantes et stimulantes. Votre premier animal de compagnie. Un ciel obscur décoré de millier d'étoiles. Une fenêtre givrée en une blanche journée d'hivers. Des amis agréables avec qui vous amuser. Des livres remplis d'histoires à faire voyager. Vos pieds qui remuent dans le sable. Des ballons de fêtes qui s'échappent dans le firmament. Le baiser de votre premier amour. Un logement décoré à votre goût. Votre compagnon de vie vous serrant la main. Laissez d'autre représentation venir à votre esprit.

Rappelez-vous des toutes vos expériences de vie. Ce qui a forge votre caractère. Chaque événement est une suite d'occasion d'apprentissage potentiel. Même les souffrances représentent un moment de rapprochement vers l'éveil. Qu'est-ce qui vous a amené ici? Interrogez-vous sur ce qu'a représenté pour vous ces coïncidences successives. La vie offre des leçons et cette richesse qui parcourt votre route est un trésor inestimable. Il vous rend la vérité au sujet de votre nature profonde.

Vous êtes dans une séance de Yoga Nidrâ, gardez la vigilance, résistez à la somnolence.

Ce récapitulatif vous rappelle qu'il est temps d'invoquer à nouveau votre souhait de progression personnelle. Ayez confiance dans l'univers pour son accomplissement. Faites preuve de détachement et d'assurance que votre désir profond se concrétisera. Pour une deuxième fois, vous allez dire intérieurement votre Sankalpa. Faites-le à trois reprises tout en considérant sa réalisation actuelle.

Revenez à votre vie ici, dans ce lieu où qui vous a permis de vous étendre. Sentez la vie qui circule dans vos veines, de votre cœur qui bat. Bougez vos doigts et orteil, prolongez le mouvement dans vos poignets et chevilles. Étirez bien vos bras et vos jambes et baillez longuement. Roulez d'un bord à l'autre et versez sur le côté de votre choix. Ouvrez les yeux et émerveillez de cette journée offerte.

Séance 8 – Le chant de l'alouette

Préparez-vous à entrer dans une détente agréable en vous allongeant sur le sol. Couvrez-vous au besoin et utilisez des appuis sous les genoux et la tête si nécessaire. Demeurez dans l'immobilité autant que possible pour éviter de rompre le calme et la quiétude de la séance. Suives les instructions à votre guise pour progressivement diminuer les agitations cérébrales et aider à l'installation du délassement.

Transportez-vous en pleine fin d'été, dans un champ rempli de petits fruits. Vous allez faire l'expérience de l'auto cueillette. Il est tôt en matinée et vous déambulé seul, en toute quiétude, au milieu des diverses rangées. Des myrtilles bleuâtres en grappe à votre gauche, des mures violacées pendent à votre droite. Des framboises ambrées tantôt s'offrent à vous, des fraises rosacées vous attentent par la suite. Des groseilles pourpre foncé pour vous enchanter, des cassis rouge écarlate en offrande. Des cerises jaunes accrochées devant vous, des gadelles noires patiente plus loin. Certains possède un goût sucré ou acidulé, d'autres vous surprennent par leur côté amer ou salé, tout dépend de leur niveau de maturation. Prenez le temps de savourer lentement, déguster passionnément chacun de ceux-ci.

Vous êtes dans une séance de Yoga Nidrâ, gardez la vigilance, résistez à la somnolence.

Portez votre attention sur le chant d'un oiseau, il gazouille tout près. Vous focalisez sur ce son agréable sans faire d'effort. Laissez-le juste s'imposer à vous et permettez-vous progressivement d'entendre sa mélodie autrement. À travers sa chanson, vous percevez sa communication, comprenez que c'est tout un message qui est délivré. Il cherche à transmettre la force de l'amour entre tout être.

L'oiseau sort du fourrage et vous deviner que c'est une alouette. Elle cherche votre amitié. Vous sentez que c'est votre jour de chance et que votre nouveau camarade vous sera de bonne fortune. Profitez-en pour formuler un souhait profond, un Sankalpa, que vous énoncerez à trois reprises avec conviction.

Vous êtes dans une séance de Yoga Nidrâ, gardez la vigilance, résistez à la somnolence.

Le volatile tournoie autour de vous, à chaque coup d'aile, de fines particules d'or se déposeront sur votre peau. La main droite, le poignet le coude, l'épaule, le bassin, le genou, la cheville, le pied droit. La main gauche, le poignet, le coude, l'épaule, le bassin, le genou, la cheville, le pied gauche. Le talon des deux pieds, l'arrière des genoux, le coccyx, la colonne vertébrale, les omoplates, l'arrière du cou, le crâne, le front, les sourcils, les yeux, les oreilles, le nez, les lèvres, le menton, les clavicules, le plexus solaire. Votre peau brille féériquement, comme si l'oiseau avait usé d'un sortilège.

La poussière magique entre dans votre chair et commence à se déplacer en vous. Votre derme et les tissus adipeux. Vos muscles et les tendons. Tous les organes digestifs et cardio-vasculaires. La boite crânienne et l'encéphale. Vos fluides sanguins et lymphatiques. Tous les os composant votre squelette. Tout le corps en entier subit de façon agréable les effets enchanteurs. Avec stupéfaction, tout votre organisme commence à se transformer, vous rapetissez jusqu'à la taille d'un elfe lilliputien. Votre compagne mélodieuse vous invite à monter, vous marchez sur son aille pour la chevaucher.

Vous êtes dans une séance de Yoga Nidrâ, gardez la vigilance, résistez à la somnolence.

Bien accroché, vous montez dans le ciel grâce à l'alouette. L'air est si pur et vous fait prendre de grandes respirations. À l'inspiration, l'air s'insinue en glissant le long des narines avec une sensation de fraîcheur. À l'expiration, le souffle s'extirpe dans une douce chaleur. Plus vous montez en altitude, plus l'oxygène est frais. Continuez à ressentir sur chaque respiration, Le froid qui entre par les voies nasales et descend jusqu'au poumon pour vous raviver. Froid et chaud, inspire et expire se succède.

Sur un compte à rebours commençant à 27, utilisez vos respirations pour vous élever de plus en plus haut avec votre copain aérien. Vous inspirez, 27 et vous dépassez la cime des arbres. Vous expirez, 26 et vous montez encore. Inspire 25, vous dépassez les crêtes montagneuses, Expirez 24, vous vous hissez de plus en plus loin. Continuez à votre propre rythme respiratoire, en vous approchant de plus en plus près de la voûte nuageuse. Si vous oubliez le décompte, reprenez simplement à vingt-sept.

Vous êtes dans une séance de Yoga Nidrâ, gardez la vigilance, résistez à la somnolence.

Durant votre progression céleste, plein de merveille s'offre à votre regard. Une vallée sillonnée par un torrent. Une masse d'hirondelles en migration vers le sud. Une mer azure découpée par l'horizon. Un coucher de soleil avec ses couleurs pastel. Une chaîne montagneuse se prolongeant au loin. Un ballon rose échappée par mégarde. Un parc d'éolienne en lente rotation. Un troupeau de bisons s'enfuyant dans la prairie. Un deltaplane amorçant sa lente descente. Une comète enflammée traversant l'atmosphère. Des étendues de semences arborant une palette de dorures. Une chute gigantesque découpée en cascades. La lueur d'un village rupestre qui s'affiche au loin. Voyez vos propres images.

Votre acolyte aérien arrive bientôt à son nid. Une niche de duvet, déposée sur un épais cumulus. Au milieu de celle-ci, un énorme œuf d'or attend tranquillement. La caille vous demande de veiller sur celui-ci pendant son absence. Bien assis vous surveiller l'entité qui dort au creux de la coque. Celui-ci bouge et commence à craquer. La lumière jaillit à travers les fissures, ce qui laisse sous-entendre une présence exceptionnelle. Les morceaux de coquilles s'écartent et vous êtes stupéfait de voir une entité identique en tout point à vous. Tel un miroir, l'être bouge au même rythme que vos mouvements. C'est votre double divin. Il est là pour vous guider au besoin, répondre à vos interrogations. Prenez un moment pour avoir une discussion télépathique avec lui. L'alouette revient et chante pour vous deux.

Vous êtes dans une séance de Yoga Nidrâ, gardez la vigilance, résistez à la somnolence.

Avant de vous ramener, vous avez un vœu que vous pouvez qui vous sera accordé. On vous donne la certitude que celui-ci se réalisera. Invoquer intérieurement votre Sankalpa, identique à celui du début de la séance. Faites-le à trois reprises en vous concentrant sur son achèvement.

De retours vous prenez conscience du beau moment que vous venez de vivre. Dans l'instant présent, agitez progressivement votre corps. Paisiblement, étirez-vous, faites-vous du bien. Prenez une grande inspiration et expirez en baillant sans gêne. Ouvrez les yeux et chantez le plaisir de vivre!

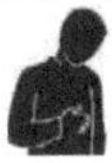

Séance 9 – Mille pardons

Posez-vous par terre dans la délicatesse du moment. La paume des mains vers le ciel, bras et jambes écarté. Ressentez la présence d'énergie, la chaleur qui circule dans vos extrémités. Vos membres se détendent, votre corps se relâche, votre esprit se tranquillise. Laissez les vibrations énergétiques circuler dans tout votre être. Soyez présent, ici même, sans projection vers l'avenir, ressentez l'actuel.

Remémorez-vous des moments pénibles de votre passé. Ressentez le poids qui s'accumule sur votre conscience depuis. La pesanteur des peines et des blessures qui s'amoncellent en vous. L'alourdissement nourrit par le ressentiment de ces causes antérieures. Vous êtes si lourd, vous traînez un bagage qui vous empêche de vous élever. Imaginez que vous avez la possibilité de vous en libérer. La légèreté de ne plus avoir ce fardeau sur vos épaules, vous est accessible. Sentez cette élévation qui vous est possible par l'abandon. Vous pouvez devenir plus léger par la démarche du pardon, une élévation à votre portée.

Vous êtes dans une séance de Yoga Nidrâ, gardez la vigilance, résistez à la somnolence.

Pensez à une personne qui vous pose des problèmes. Choisissez d'abord une connaissance pour laquelle il vous est facile d'accorder le pardon. Vous pourrez refaire cette méditation en choisissant par la suite des gens qui vous ont créés un plus grand tort. Donc en pensant à cet individu, analysez en quoi vous en avez senti une trahison. La charge émotionnelle qui en découle. Quel message vous pouvez soutirer de la douleur, de la confusion de cet acte. Le ressentiment fait souffrir qu'une seule personne, vous. Donc pour votre propre bien, laissez aller, pardonnez tout simplement à cet être que vous avez choisi.

Vous allez formuler un souhait de délivrance. Un vœu d'indulgence envers un incident précédant. Énoncez un Sankalpa qui brise cette entrave de façon claire et positive. Affranchissez-vous de ces fautes, elles ne sont plus qu'une histoire derrière vous. Dites-le trois fois et faites-en un désir lumineux.

Vous êtes dans une séance de Yoga Nidrâ, gardez la vigilance, résistez à la somnolence.

Vous allez maintenant vous excuser auprès de votre corps. Cet aspect physique que vous malmenez parfois, cette chair victime à l'occasion de votre négligence. Excusez-vous auprès de votre pouce droit, 2e, 3e, 4e et 5e doigt, la main, l'avant-bras, le coude, le bras, l'épaule droite, la poitrine et le bassin côté droit, la cuisse, le genou, la cheville, le gros orteil, 2e, 3e, 4e et 5e orteil. Le pouce gauche, 2e, 3e, 4e et 5e doigt, la main, l'avant-bras, le coude, le bras, l'épaule gauche, la poitrine et le bassin côté gauche, la cuisse, le genou, la cheville, le gros orteil, 2e, 3e, 4e et 5e orteil. Demandez grâce à tout votre corps.

Regrettez votre insouciance passagère auprès de votre front, l'œil droit, l'œil gauche, la joue droite, la joue gauche, la narine droite, la narine gauche, l'oreille droite, l'oreille gauche, les lèvres, le menton, le cou, la clavicule gauche, la clavicule droite, le poumon droit, le poumon gauche, le plexus solaire, l'abdomen, le bas-ventre, les organes génitaux. L'arrière de la tête, la nuque, l'omoplate droite, l'omoplate gauche, le milieu du dos, le bas du dos, le sacrum, le coccyx. La colonne vertébrale de bas en haut, la colonne de bas en haut. Demandez la clémence auprès de votre corps en entier.

Vous êtes dans une séance de Yoga Nidrâ, gardez la vigilance, résistez à la somnolence.

Intérieurement, dressez une liste d'éléments que vous avez à vous faire pardonner. Ne vous découragez-vous pas si cet inventaire vous parait long, vous pourriez réduire cette énumération en répétant cette séance à loisir. Donc en utilisant votre souffle, inspirez le courage de vous regarder en face. Sur l'expiration, accordez-vous la miséricorde. Vous utilisez la présence à travers votre respiration pour vous pardonner. Prochain inspire, remémorez-vous le prochain item de votre liste. Expire suivant, allégez votre fardeau par l'absolution de votre faute. Continuez ainsi de respirer dans le pardon.

Ces aspects d'ombre que vous avez enregistrée en mémoire, vous pouvez en guérir. Tout en continuant de respirer consciemment, utilisez un décompte démarrant à 27 pour un acquittement total. Vous inspirez 27 en faisant entrez l'amour pour vous, 26 vous expirez et sortant les cendres de vos remords. 25 infiltrez en vous une volupté réflexive. 24 extirpez toute honte vous concernant. Continuez de vous pardonner sur le décompte. Soyez clément à votre égard, apaisez toute culpabilité.

Vous êtes dans une séance de Yoga Nidrâ, gardez la vigilance, résistez à la somnolence.

Vous allez maintenant demander pardon pour les offenses que vous avez faites subir aux autres. Que ce soit de petits actes véniels ou des gestes plus douloureux. Que ce soit auprès de votre famille ou de vos amis. Sollicitez la mansuétude auprès de ceux que vous détestez ou auprès de vos ennemis. Finalement, suppliez envers tous pour toutes vos pensées acerbes ou xénophobe. Demandez pardon à la terre. Faites de cet acte un événement grandiose de guérison globale, y compris pour vous. Dans un immense cycle vous impliquant les uns et les autres, un amour mutuel et inconditionnel renaît.

Imaginez tous ces gens qui ont croisé votre route. Tous unis dans un cercle du pardon. Vous discutez tous ensemble de l'apprentissage qui vous est nécessaire. La connaissance de l'amour se fait par l'expérience de l'incarnation. Vous convenez donc des différents rôles que vous allez jouer. Qui sera bourreau, qui sera l'opprimé. Et il y a échange ainsi comme sur un balancier, pour permettre à l'un et l'autre de grandir. C'est par divers degrés d'absence d'amour qu'on évalue mieux sa nécessité. En concevant collectivement ce que représente l'expérience humaine, nous progressons, nous découvrons graduellement tous ensemble notre nature véritable, cette énergie divine que nous sommes.

Vous êtes dans une séance de Yoga Nidrâ, gardez la vigilance, résistez à la somnolence.

Tout cela vous inspire l'espoir et la confiance. Pour une deuxième fois, vous allez invoquer votre vœu de libération. Votre souhait empreint d'amour et de lumière, énoncé de manière claire et positive. Dites intérieurement et du fond de votre cœur, votre Sankalpa trois fois, dans la conviction de réalisation.

Vous revenez avec amour, en contact avec votre corps, votre peau, vos bras, vos jambes, votre tête, tout votre corps se meut dans la légèreté. Respirez avec tendresse dans vos extrémités. Étirez délicatement toutes les parties de votre corps. Engagez le mouvement dans cette nouvelle libération qui vous habite. Souriez amicalement, un jour nous serons à nouveau tous réunis, une fois le pardon complété.

Séance 10 – Le jardin de givres

Offrez-vous une nouvelle séance de détente, en débutant initialement par votre installation. Confortablement allongé, avec couverture et coussin en appuie à votre quiétude. Ajustez-vous à l'aide des derniers mouvements pour obtenir un bien-être complet. Dans l'immobilité progressive, le calme et la sérénité vous apporte tranquillement les bienfaits de la relaxation. Chassez vos inquiétudes et ne pensez qu'à la sécurité du moment présent. Votre corps et votre esprit se relâchent totalement.

Imaginez-vous en en hiver, dans un petit chalet en pleine montagne. Assis simplement devant un feu de foyer crépitant, bien au chaud dans une couverture duveté. Dans le confort, vous profitez de cette douce chaleur qui vous enveloppe. Vous regardez à travers le frimas adhérant à la fenêtre. C'est une saison si merveilleuse et mystérieuse. Tant de blancheur et de contraste avec son ambiance. Vous en rapprochez pour y coller votre main à la vitre, sentez le froid qui se communique à votre chair. Un léger frisson parcoure votre échine. La chair de poule s'affiche sur vos bras. La nature vous invite au contact.

Vous êtes dans une séance de Yoga Nidrâ, gardez la vigilance, résistez à la somnolence.

Bien habillez pour la randonnée vous sortez pour vous frayer un sentier. Tant de flocons ont neigés, bien creux votre emprunte s'imprime au sol. Vous entendez le bruit de vos pas qui crissent sur ce beau tapis blanchâtre. Vous écoutez les oiseaux qui s'amusent à trouver les grains que vous leur lancez. Alerte à tous ces sons, soyez attentif à tout ce que vous pouvez percevoir. Vous trouvez agréable cette promenade en montagne avec la faune en demi-sommeil, en pleine hibernation pour certain. Le silence profond est aussi perceptible, comme si le macrocosme environnement faisant une halte prolongée.

Toutes les traces de cette météo hivernale perceptible au sol et dans les arbres vous inspirent. Un souhait vous vient alors à l'esprit. Un vœu pur et affirmatif, pour grandir et évoluer dans votre vie. Émettez donc votre Sankalpa, avec des mots clairs et porteurs, à trois reprises avec grande conviction.

Vous êtes dans une séance de Yoga Nidrâ, gardez la vigilance, résistez à la somnolence.

Laissez-vous tombez vers l'arrière, dans la neige moelleuse. Agitez vos membres pour imprimer un ange sur le tapis aux couleurs laiteuses. Conscientiser à tour de rôle des sections de votre corps. Le pouce droit, 2e, 3e, 4e et 5e doigt, la main, l'avant-bras, le coude, le bras, l'épaule droite, la poitrine et le bassin côté droit, la cuisse, le genou, la cheville, le gros orteil, 2e, 3e, 4e et 5e orteil. Le pouce gauche, 2e, 3e, 4e et 5e doigt, la main, l'avant-bras, le coude, le bras, l'épaule gauche, la poitrine et le bassin côté gauche, la cuisse, le genou, la cheville, le gros orteil, 2e, 3e, 4e et 5e orteil. Calme et détente dans votre corps.

Le sommet de la tête, le front, l'œil droit, l'œil gauche, la joue droite, la joue gauche, la narine droite, la narine gauche, l'oreille droite, l'oreille gauche, les lèvres, le menton, le cou, les clavicules, les poumons, le plexus solaire, l'abdomen, le bas-ventre. L'arrière de la tête, la nuque, les omoplates, le milieu du dos, le bas du dos, le sacrum, le coccyx. La colonne vertébrale de bas en haut, la colonne de bas en haut.

Vous êtes dans une séance de Yoga Nidrâ, gardez la vigilance, résistez à la somnolence.

Vous poursuivez votre excursion montagneuse tandis qu'une tempête s'annonce par des rafales de poudreuses successives. L'entrée d'une caverne pique votre curiosité et vous offre un abri temporaire pour la durée de la bourrasque. Dans la précipitation, vous y trouver un refuge pour y reprendre votre souffle. Profitez de ce moment de répits pour observer votre respiration. Inspirez et expirez de façon naturelle, sans rien bousculer, dans une ronde perpétuelle d'échange gazeux. Inspirez tranquillement, conservez brièvement l'énergie en vous, puis, expirez longuement et patientez un moment avant de reprendre le prochain cycle. Paisiblement, continuez cette succession de bouffés intercalées de rétentions pleines et à vide. Respirez dans la pleine conscience, soyez-y présent simplement.

Vous allez maintenant compter vos cycles respiratoires en partant de 27 vers zéro. Inspirez sur 27, Kumbhaka à poumons pleins 26, expirez avec 25, Kumbhaka à poumons vide 24. Recommencez avec 23 sur la prochaine entrée d'air. Imaginez cet oxygène vous nourrir sur 22, rejeter vos toxines sur 21 et jeuner un bref moment sur 20. Poursuivez à votre rythme avec 19 jusqu'à la fin du décompte.

Vous êtes dans une séance de Yoga Nidrâ, gardez la vigilance, résistez à la somnolence.

Vous arrivez à une vaste salle luminescente. Un jardin de givre s'étale dans toute sa largeur. Fleurs de cristal, gerbes de quartz et bourgeons de verre glacés brillent devant vous. La lumière qui se diffuse en milliers de faisceaux colorés, projette diverses images au plafond. Vous imaginez à tour de rôle des clichés qui se relayent. La flamme bleutée d'une bougie, une lune partiellement visible, un bouc en pleine escalade, un embâcle figeant une rivière, le verglas pendant sur des branches, une louve protégeant ses petits du grésil, Un vent provenant du nord. Visualisez vos propres images chargées de symboles du passé ou de métaphores de vos désirs. Que voyez-vous défiler dans votre cérébral?

L'énergie de cette grotte diffuse à un tel point que vous en ressentez son émanation. Comme un effet bienfaiteur, son émanation vous revitalise et vous régénère dans la globalité. Votre chair imbibe ce fin nectar énergétique, toutes vos cellules se rétablissent. Même votre psychisme en profite, la vitalité émanant agit comme une profonde épuration. Prenez ce moment de guérison pour vous, accueillez ce moment de rémission, cet instant précieux pour une profonde réparation.

Vous êtes dans une séance de Yoga Nidrâ, gardez la vigilance, résistez à la somnolence.

La reviviscence entière dont vous avez profité vous rappel votre Sankalpa initial du début de la séance. Évoquer intérieurement pour une seconde fois celui-ci. Dans la foi et la certitude que celui-ci se réalise, proclamer-le trois fois de la profondeur de votre cœur. Ayez confiance à son aboutissement.

La fin de cette séance de Yoga Nidrâ s'annonce et vous revenez progressivement à vous. Votre corps revient à lui et vous commencez à le remuez. Orteils et doigts bougent un-à un. Articulations et membres se remettent en mouvement. Ouvrez les yeux et affichez un rictus joyeux sur vos lèvres.

Séance 11 – La chute purificatrice

Allongez-vous au sol, étendu sur un tapis moelleux et confortable. De cette posture, prenez les dispositions requises pour assurer votre bien-être à l'aide d'outil tel que coussin ou couverture. Soyez à l'aise et immobilisez-vous progressivement. Fermez les yeux et cessez tout mouvement pouvant briser votre quiétude. Relâchez simplement, laissez la détente progresser dans chacun de vos membres. Libérez votre mental de toute préoccupation, ne pensez qu'au moment actuel.

Visualisez-vous marchant en pleine forêt. La route que vous empruntez est assez large pour dévoiler un joli ciel bleu clair. Les arbres de part et d'autre sont vigoureux et d'un vert intense. Regardez ce paysage splendide défilant pendant votre progression sur le sentier. La faune s'anime sous votre passage, le vent agite mélodieusement les feuilles, les oiseaux gazouillent en harmonie, un couple de daim traverse devant vous et galopant et au loin une cascade se fait entendre dans son brouhaha.

Vous êtes dans une séance de Yoga Nidrâ, gardez la vigilance, résistez à la somnolence.

Le chemin débouche sur une rivière. Une falaise immense s'affiche devant vous. Surgissant verticalement, elle s'élance bien en hauteur. Cette forte déclivé de terrain se sépare en deux, pour laisser le passage à un cours d'eau. Une chute vigoureuse descendant ainsi dans le vide vient remplir dans un flot continuel un joli bassin gisant devant vous. Invité à la baignade, vous vous dévêtissez intégralement. Totalement nu, vous ressentez la symbiose qui vous unit à la nature.

Ainsi libéré de toute entrave, vous ressentez une complète liberté. Affranchi du moindre souci, un souhait magistral vous vient à l'esprit. Un désir profond et lumineux pour vous-même. Dites ce Sankalpa en triade par une répétition intérieure dans la foi, persuadé de son achèvement.

Vous êtes dans une séance de Yoga Nidrâ, gardez la vigilance, résistez à la somnolence.

Vous trempez d'abord le bout des orteils et puis les pieds. Vous avancez lentement et le niveau de l'eau passe des chevilles aux genoux. L'eau est agréable et vous continuez d'avancer pour en avoir jusqu'à la taille. Vous vous détachez du fond sablonneux, tandis que vous en avez à la hauteur du torse. Vous nagez dans l'allégresse avec la tête hors de l'eau. Sentez vos bras et vos jambes qui s'agitent dans la synchronicité et qui vous font déambuler. Sentez tout votre corps se mouvoir en toute fluidité dans cet espace aquatique. Retournant sur le dos, vous flottez inerte en vous laissant allez par le courant. Les remous de la cascade vous ramènent à son chevet, en toute confiance vous la laissez-vous enserrer.

Placé sous la chute, supposez que l'eau entre par votre chakra coronal. Cette source cristalline inonde tout votre corps de l'intérieur. Par sa fraicheur et sa pureté, elle vient nettoyer l'ensemble de votre organisme. Elle immerge tout votre crâne et le système cognitif et nerveux. Elle imbibe l'ensemble de votre thorax avec le système respiratoire et vasculaire. Elle arrose tout votre abdomen avec le système digestif et immunitaire. Elle asperge votre bassin avec votre système d'élimination et reproducteur. Tout le système sanguin s'abreuve de cette fontaine de jouvence Jusqu'aux extrémités.

Vous êtes dans une séance de Yoga Nidrâ, gardez la vigilance, résistez à la somnolence.

Après la prise d'une grande bouffée, vous plongez en apnée libre vers le fond. Relâchant des bulles de temps à autre, vous expirez tout en douceur. En revenant à la surface, vous inspirez profondément avant de vous enfoncer à nouveau vers les profondeurs. Regarder l'air que vous expulsez, gravir en zigzag dans sa remontée. Visualisez bien votre baignade rythmée par les cycles de votre respiration. Descendez en retenant votre souffle, resurgissez pour revenir prendre une grande inhalation.

Comme si le fait d'avoir trempé dans cet environnement aquatique vous transformait, une métamorphose s'opère prodigieusement. Vos poumons se remplissent d'eau en extrayant eux-mêmes l'oxygène. Plus besoin de retenir votre souffle, vous pouvez couler vers les abîmes sans risques. Vous allez donc compter votre cycle respiratoire sur un compte à rebours. Inspirez sur 27, patientez un moment et regarder la faune vous entourant, 26 expirez en poursuivant plus profondément. 25 sur le prochain inspire, contemplez la diversité de la faune marine quelque instant, 24 sur l'expire pour glisser encore plus dans cette fosse sans fond. Continuez l'exploration nautique sur le flot de vos ventilations.

Vous êtes dans une séance de Yoga Nidrâ, gardez la vigilance, résistez à la somnolence.

Vous revenez à la racine de la chute. La marée tombe au sommet de votre crâne et vous inonde de diverses images que vous admirez à tour de rôle. Une oasis en milieu désertique, un feu de bois crépitant, une bruine chaude d'été, une aube se montrant à l'horizon, une montagne enneigée, des canetons pataugeant derrière leur mère, une nuit parsemée des milliers d'astres, un vieux temple toltèque, une forêt verdoyante des tropiques, une chanteuse d'opéra en prestation, un signe ostentatoire posé sur le mur, une balle colorée qui rebondit, une fenêtre gelée par le givre.

Il vous reste à entamer votre purification vous-même sur votre psyché et votre partie émotionnelle. Votre intégration des pouvoirs épurateurs de la chute commence à peine, mais vous pouvez d'ores et déjà vous en servir. Utilisez toutes vos forces intérieures vous nettoyer d'émotions indésirables ou souvenirs malveillants. Employez les ressources disponibles pour vous assainir de toutes vos peurs et souffrances. Peu à peu l'espace libéré rend possible l'expression d'une vive lumière en votre cœur. Cette pure luminosité remplie tout votre être. Vous rayonnez de cet éclat grandissant.

Vous êtes dans une séance de Yoga Nidrâ, gardez la vigilance, résistez à la somnolence.

Votre propre brillance vous inspire, vous savez que vous êtes assez bienséant pour honorer un vœu, un souhait des plus profonds qui vous permettra d'évoluer encore plus. La grandeur de conviction est assez présente pour évoquer votre Sankalpa. Dites-le simplement à trois reprises pour le réaliser.

Puis, tout en veillant à garder les yeux fermés, remuez mollement les orteils et les doigts, bougez délicatement tout votre axe central avec un petit mouvement des hanches et des omoplates. Remonter les mains vers le haut en étirant les bras dans un allongement au maximal. Relâchez tout et bâiller longuement. Frottant avec délicatesse votre visage plusieurs fois, ouvrez les yeux et relevez-vous.

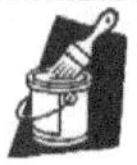

Séance 12 – Énergie chromatique

Allongez-vous de tout votre long, zone dorsale en contact avec le sol. Dissimulez-vous bien sous une couverture si vous craignez d'avoir froid tout en gardant le visage à découvert pour ne pas gêner votre respiration. Écartez les bras et les jambes légèrement, prenez toute votre place, fermez les yeux. Restez bien aligné en ajustant votre posture vertébrale. Recherchez le plus grand confort possible et immobilisez-vous progressivement, en restant figé, vous obtiendrez une détente plus complète.

Transportez-vous dans un endroit isolé, loin de toute civilisation. Personne d'autre ne se retrouve dans ce lieu, aucun individu pour vous déranger. La paisibilité est perceptible, le calme se retrouve partout. Comme pour vous laisser tranquille, les éléments commencent à disparaître séquentiellement. La végétation s'évanouit, le ciel s'éclipse, les eaux se retirent et le sol se dissout. Vous flottez littéralement dans le vide. Plus rien ne vous entoure, plus aucune couleur. Profitez de cette vacuité complète.

Vous êtes dans une séance de Yoga Nidrâ, gardez la vigilance, résistez à la somnolence.

Vous allez laisser les couleurs, venir vers vous. Ne choisissez pas à l'avance selon vos préférences, permettez aux différents coloris se présenter d'eux-mêmes. Les nuances distinctes se manifesteront en fonction de vos besoins réels. Découvrez les différents bienfaits, discernez comment les teintes agissent sur vous. En fonction de votre état d'esprit, différentes palettes se révéleront. Laissez-les agir librement sur vous. Peu-à-peu l'obole chromatique fait ressentir son effet sur vous, savourez.

Les résultants profonds débutant en vous, vous donne le pouvoir de réfléchir à ce qui pourrait transformer votre vie, ce qui votre permettrait d'évoluer en un meilleur soi. Composez votre Sankalpa de manière simpliste et favorable. Manifestez avec conviction ce souhait à trois reprises.

Vous êtes dans une séance de Yoga Nidrâ, gardez la vigilance, résistez à la somnolence.

Un pinceau apparaît dans votre main droite. Trempez-le dans la couleur de votre choix, celle que vous avez besoin en ce moment. Appliquer sur votre chair, peinturez en fait toute la surface de votre corps en commençant par le pied gauche, la cheville, la jambe, le genou, la cuisse, la hanche gauche, la taille, les côtes, l'épaule, le bras gauche, le coude, l'avant-bras, le poignet, la main gauche. Passez le blaireau dans l'autre main et barioler le côté droit en débutant avec le pied droit, la cheville, la jambe, le genou, la cuisse, la hanche droite, la taille, les côtes, l'épaule, le bras droit, le coude, l'avant-bras, le poignet, la main gauche. Réappliquez une seconde couche sur tout le côté droit, tout le côté gauche.

Toujours avec le même choix de couleur, prenez une extension et un rouleau pour étendre sur tout l'arrière du corps celle-ci. Commencez avec vos talons, les mollets, l'arrière des cuisses, les fesses, le coccyx, les carrés des lombes, l'axe rachidien, les omoplates, la nuque, l'occiput, la couronne capillaire. Apposez un deuxième film coloré sur tout l'arrière du corps. En prenant un instrument plus fin, peignez votre visage avec le front en premier lieu, les paupières, le nez, les oreilles, les joues, les lèvres et le menton. Barbouillez tout le visage. Tout votre corps est pigmenté de façon uniforme.

Vous êtes dans une séance de Yoga Nidrâ, gardez la vigilance, résistez à la somnolence.

Poursuivez votre accompagnement avec la couleur choisie, mais cette fois-ci, dans une symbiose avec votre respiration. Chaque inspiration vous fait réaliser sa puissance, son effet. Chaque expiration vous libère. Inspirez et expirez de plus en plus paisiblement. Laissez-vous envahir par cette couleur. Observez cette rafale d'air qui circule en vous dans cette valse nuancée qui diapre tout votre intérieur.

Poursuivez votre contemplation votre souffle, en les dénombrant à rebours. Partez votre compte à 27 et faite retirez un sur chaque mouvement de respiration. Inspirez 27, la couleur bénéfique se diffuse en vous. Expirez 26 et laisser le flot de teinte obscur sortir de vous. Continuez le prochain cycle avec 25 et 24, tout en focalisant sur cet échange coloré entre votre intérieur et l'univers. Ne pensez qu'à trois choses : le décompte, la respiration et la couleur que vous avez choisie. Respirez bien.

Vous êtes dans une séance de Yoga Nidrâ, gardez la vigilance, résistez à la somnolence.

Telle une farandole hallucinante, toutes les couleurs se manifestent en même temps. Voyez les images qu'elles dessinent pour vous. Un arbuste garni d'azalées rouge et bien fleurie, la lueur orangée d'un coucher de soleil, un chardonneret jaune volant d'une branche à l'autre, un verger tapissé de trèfles d'un vert tendre, une lagune bleutée entourée d'un littoral sablonneux, un charançon blanc se cachant dans les rainures d'un arbre. La lave rouge qui s'écoule d'une faille nouvellement ouverte, des carottes orange croquante fraichement cueillies, une pochette jaunâtre de plasma sanguin, un colibri verdoyant qui virevolte agilement d'une fleur à l'autre, un coléoptère d'un bleu métallique grignotant une feuille, le tapis blanchâtre d'une montagne enneigée. Voyez vos images dans cette alternance bigarrée.

Toutes les couleurs fusionnent et produisent une masse lumineuse d'un blanc immaculé. Cette boule énergétique d'une blancheur impeccable se rapproche de vous. Vous sentez cet agrégat opalescent vous envelopper tendrement, tout en douceur. Vous êtes complètement entouré de cette aura vitaliste Un halo protecteur dans lequel vous baignez vous rassure par son côté sécuritaire. Aucun danger ne peut vous atteindre, votre bouclier éclatant assumant son plein rôle. Vous sentez une défense sans faille de cette armure cristalline, le sentiment de sureté vous inonde. Le rayonnement de votre cocon se diffuse dans toutes les directions. Cette puissance jaillissante repousse tout ce qui vous apporte souffrance. Peu importe le moment, vous savez maintenant comment invoquer cette émanation défenderesse.

Vous êtes dans une séance de Yoga Nidrâ, gardez la vigilance, résistez à la somnolence.

Profitez de l'effet qu'ont eu sur vous toutes ces couleurs. Rappelez-vous de votre intention émise au début de la séance. Votre Sankalpa, un souhait bienfaiteur pour vous, que vous devez pour une seconde fois énoncer. Utilisez toute la conviction en vous pour redire mentalement votre vœu trois fois.

Conscientisez peu à peu votre corps et votre respiration. Soyez conscient de vos pensées et du lieu où vous êtes. Bougez lentement de la plante des pieds jusqu'au sommet de votre tête. Revenez à votre rythme à la réalité. Gratifiez-vous de vous avoir accordé cette séance, soyez reconnaissant envers vous.

Séance 13 – L'espace intérieur sans limite

Préparez-vous en prenant une posture allongée, le dos droit et stable. Fermez les yeux, desserrez la mâchoire et donnez la chance à votre corps de se dégager de toute lourdeur. Invitez-vous au calme et libérez votre esprit progressivement de vos pensées, sans vous attardez à chacune de celle qui se présente. Évacuez toute tension de votre corps en laissant tout son poids s'enfoncer dans le sol. Plus vos muscles se détendent, plus votre souffle s'allonge et votre mental s'apaise. Laissez-vous occuper cet espace dans lequel vous êtes en ce moment,

Entrez dans la profondeur de soi. Vous être seul avec vous-même. Voyez-vous allongé sur ce sol, dans cet espace, puis positionner mentalement le mur de droite, d'un seul pan. Sentez l'espace mental devant, à gauche, derrière, puis le mur de face. Sentez au fur et à mesure l'espace qui se referme et finissez avec le plafond. Entendez le moindre son provenant de l'extérieur de l'espace de cette pièce, le moindre bruit venant de l'espace de cette pièce, du moindre murmure provenant de votre espace intérieur.

Vous êtes dans une séance de Yoga Nidrâ, gardez la vigilance, résistez à la somnolence.

Imaginez que c'est la tombée de la nuit et qu'un chemin vous permet de vous éloigner de la ville. Il fait doux et c'est l'été. L'atmosphère bien que chaleureux vous est agréable pendant que vous cheminez sur la route déserte. Vos pas vous éloignent de l'éclairage de la ville, vous permettant de voir cet espace céleste, allumé par d'innombrables étoiles. Cette toile nocturne vous éblouie, comme si vous étiez plus près du ciel, comme si vous étiez dans cet espace au milieu des astres allumés.

Vous êtes émerveillé par la beauté du ciel étoilé. Une grande étoile filante passe tout juste sous vos yeux, dans ce vaste espace au-dessus de votre tête et cela vous inspire à faire un vœu. Intérieurement, invoquer votre vœu trois fois avec certitude de la réalisation de celui-ci.

Vous êtes dans une séance de Yoga Nidrâ, gardez la vigilance, résistez à la somnolence.

Pour chaque partie de votre corps que je nommerai, visualisez-bien l'espace qu'il occupe en votre chair. Débutez avec le pouce droit, 2e, 3e, 4e et 5e doigt, la main, l'avant-bras, le coude, le bras, l'épaule, la poitrine, le bassin, la cuisse, le genou, la cheville, le gros orteil, 2e, 3e, 4e et 5e orteil. Poursuivez de l'autre côté avec le pouce gauche, 2e, 3e, 4e et 5e doigt, la main, l'avant-bras, le coude, le bras, l'épaule gauche, la poitrine, le bassin, la cuisse, le genou, la cheville, le gros orteil, 2e, 3e, 4e et 5e orteil.

Continuez de visualisez l'espace qu'occupe votre front, l'œil droit, l'œil gauche, la joue droite, la joue gauche, la narine droite, la narine gauche, l'oreille droite, l'oreille gauche, les lèvres, le menton, le cou, la clavicule gauche, la clavicule droite, le poumon droit, le poumon gauche, la poitrine, l'abdomen, le bas-ventre, les organes génitaux. L'arrière de la tête, la nuque, l'omoplate droite, l'omoplate gauche, le milieu du dos, le bas du dos, le sacrum, le coccyx. Prenez conscience dans son entièreté, l'espace qu'occupe tout votre corps, cet espace dans lequel vous vivez. Vous êtes un espace infini, tout comme l'univers dans lequel vous évoluez.

Vous êtes dans une séance de Yoga Nidrâ, gardez la vigilance, résistez à la somnolence.

Concentrez-vous sur votre espace Intérieur. Il s'agit de l'espace que vous voyez en face de vous lorsque vous fermez les yeux, l'espace de votre conscience intérieure. Continuez en dirigeant votre attention sur la respiration connectée avec le Mantra Ham lors de l'expiration. La respiration s'écoule naturellement. Ne forcez rien, laissez l'inspiration se faire avec une douce ampleur, expirez longuement et simplement avec le son Ham. Inspire et expire viennent cultiver cet espace qui vous appartient. Évoluez dans votre univers.

Et maintenant vous allez compter les respirations. À rebours de 27 à 1. Comme ceci : 27, vous inspirez, votre espace intérieur se met à briller. 26, vous expirez avec le son «Ham», votre lumière prend de l'expansion en vous. Puis 25, vous inspirez, vous brillez toujours plus comme une étoile. 24, vous expirez avec le son «Ham», vous devenez un univers chargé d'étoiles brillantes. Continuez, tout en restant concentré sur votre souffle qui parcoure votre propre espace. Si vous oubliez reprenez à 27.

Vous êtes dans une séance de Yoga Nidrâ, gardez la vigilance, résistez à la somnolence.

Observez l'espace exactement tel qu'il se présente à vous, sans imagination, sans jugement. Observez la lumière dans l'espace intérieur et comment elle progresse, de quelle façon elle fluctue. Peut-être des nuages apparaitront, des points étincelants de toute sorte ou des vagues de lumière, différentes couleurs et motifs dissemblables. Restez immobile, détendu, et observez calmement votre monde intérieur. Délaissez toutes les sensations et toutes les pensées. Vivez dans l'ouverture, votre espace prenant de l'expansion. Maintenez votre attention dans cet espace derrière le front, derrière les paupières fermées. N'interprétez pas, n'analysez pas ce que vous voyez.

Graduellement vous comprendrez toutes les dimensions de votre activité mentale, naturellement. Au fur et à mesure que l'espace prend de l'ampleur, peu à peu, se transforment toutes vos pensées en images. Vous frôlez le rêve. Vous laissez les images passer, comme les pensées. Sous l'influence de cette force dissolvante, ce ralentissant dans le temps et dans l'espace vous apporte un vide profond. Seul en vous-même, dans cet espace infini, là dans cet espace sans frontière. Savourez cet instant de grâce dans cet espace unique qui vous est accessible, votre espace intérieur.

Vous êtes dans une séance de Yoga Nidrâ, gardez la vigilance, résistez à la somnolence.

Vous devez énoncer votre Sankalpa pour une seconde fois, votre souhait de progression personnelle. Ayez foi dans cet espace intérieur puissant pour son accomplissement. Faites preuve de confiance, et dites-le à trois reprises avec une conviction infaillible.

Reprenez conscience, puis faire aller et venir le souffle. Sentez l'espace de votre corps et laissez celui-ci entrer petit à petit dans le mouvement. Bougez vos doigts et orteil, vos poignets et chevilles. Ouvrez les yeux et contemplez l'espace qui vous entoure. Prenez tout votre temps pour vous assoir et de vous adresser les remerciements de vous avoir laissez vivre pleinement votre espace intérieur.

Séance 14 – Le marais aux lotus

Fermez lentement les yeux tout en vous allongeant, permettez à votre esprit de s'apaiser. Suivez simplement le rythme de votre respiration, laissez naturellement se faire l'inspiration, suivi d'un lâché-prise lors de l'expiration. Plus le souffle s'allonge librement, plus le corps et la tête se délassent. Cette énergie qui entre et ressort crée une connexion entre le cosmos et tout votre être. Ressentez cette expansion et la contraction se faire en harmonie avec la respiration. Laissez votre espace intérieur devenir synonyme d'infini. Ressentez-le pana devenir votre univers, tel une fleur au milieu des eaux.

Imaginez-vous dans ce lieu intérieur, représentez-vous sur les rives d'un petit marais tranquille, encastré en plein milieu d'une vallée verdoyante et merveilleuse. Bien que l'eau repose sur un fond boueux, sa couleur écarlate vous fascine par son spectacle visuel. Sur ces eaux flottent des fleurs de lotus avec de grandes feuilles vertes. Une centaine de lotus en fleur s'épanouissent devant vous et offrent un paysage sans égal. Appréciez toute cette beauté intérieure, au milieu de votre cœur, dans votre univers intime.

Vous êtes dans une séance de Yoga Nidrâ, gardez la vigilance, résistez à la somnolence.

Sur une petite île au milieu du marais, se tient une pagode de marbre blanc. Sa coupole ressemble à une grande fleur de lotus flottant au-dessus des eaux. Une passerelle, étroite et d'une blancheur impeccable, conduit de la rive jusqu'à l'archipel. Le site si éblouissant vous invite à le rejoindre, en son lieux sacré. Vos pas doux et légers, s'approchent avec sérénité, vous admirez de part et d'autre de votre passage, les feuilles de lotus avec chacune de leur belle fleur de couleur. Vous avancez avec allégresse, vous sentez la douceur du ponceau sous vos pieds. Un pied à la fois, vos ressentez le contact avec le passage.

Cela vous inspire un souhait de lumière. Ce souhait doit vous faire progresser vers votre chemin de vie, vous illuminer vers votre réelle destinée. Formulez votre Sankalpa pour qu'il prenne une forme positive et claire. Répétez-le trois fois, en l'accompagnant d'une conviction de réalisation. La coupole de la pagode en forme de lotus s'illumine, et accueil votre vœux vers son achèvement.

Vous êtes dans une séance de Yoga Nidrâ, gardez la vigilance, résistez à la somnolence.

Vous entrez dans la pagode comme si s'était chez vous, comme si c'était votre temple intérieur. Ce lieu spirituel est baigné d'une rayonnante, d'une blancheur si pure. En plein milieu, une place vous incite à vous y allongé. Pour chaque partie du corps que je nommerai, un pétale de lotus viendra s'y déposera, avec lenteur et délicatesse, avec bienveillance et tendresse.

Pensez à la main droite, le poignet, l'avant-bras, le bras, l'épaule, la taille, la hanche droite, la cuisse, le genou, le mollet, la cheville et le pied droit. Et les pétales se déposent aussi de l'autre côté. La main gauche, le poignet, l'avant-bras, le bras, l'épaule, la taille, la hanche gauche, la cuisse, le genou, le mollet, la cheville, le talon et le pied gauche. Tout l'avant du corps dans son ensemble est recouvert de pétales blanches des lotus qui vous entourent, tout le corps est embrassé par ce don floral, de ce temple intérieur.

Vous êtes dans une séance de Yoga Nidrâ, gardez la vigilance, résistez à la somnolence.

Un son merveilleux et délicat emplit la pièce. Votre souffle se connecte à cette vibration. Vous inspirez et êtes entouré d'une lumière brillante et blanche, vous expirez et vous êtes aussi léger et merveilleux qu'une fleur de lotus. À chaque inspiration, un flux énergétique augmente, sur les expirations vous vous sentez de plus en plus éclore dans la légèreté. Immergez-vous dans cette forme, plongez dans la partie la plus intime du lotus. Inspirez et expirez avec conscience, fleurissez à travers la succession de souffles.

Vous allez poursuivre avec le décompte de vos respirations. À rebours de 27 à 1. Comme ceci : 27, vous inspirez, votre lotus intérieur brille de plus en plus. 27, vous expirez, vous êtes de plus en plus près de vous-même. Par la suite, poursuivez avec 26, vous inspirez, les qualités du lotus s'éveille en vous. 26, vous expirez, sentez éclore en vous ce qu'il y a de plus pur. Poursuivez, de 25 jusqu'à 1, pour faire briller jusqu'à son paroxysme votre propre lotus, d'une brillance éthérique, sans commune mesure. Si vous oubliez le décompte, reprenez à 27.

Vous êtes dans une séance de Yoga Nidrâ, gardez la vigilance, résistez à la somnolence.

Vous vous voyez assis en méditation, entouré d'une lumière brillante et blanche. La lumière est si aveuglante que vous voyez toute sorte de lueur tournoyer autour de vous. Dans cet état d'éveil, moult d'images défilent alors devant vous. Un flocon figé dans une pierre de cristal, une envolée d'oies des neiges vers le nord, un œuf tout blanc sur le point d'éclore, des vers blancs retournant la matière à la nature, une rivière de lait nourrissant des champs de lys, un collier d'opales blanchies par le temps, un regroupement de yogis vêtu de blanc saluant le soleil, un cœur de glace flottant tout juste devant vous.

Devant vous se tient l'espace de votre cœur qui s'ouvre dans son infinitude, un univers entier s'est dissout pour s'ouvrir à votre réelle nature. Votre essence divine se révèle, votre Moi intérieur resplendis. Vous entendez la voix, cette voix lumineuse qui vous réconforte sur votre Dharma à accomplir, ce vers quoi vous devez aboutir. Vous réalisez maintenant qui vous êtes et quel est le but de votre vie, votre destinée. Ancrez cette expérience en vous, gardez tout près ce savoir profondément de l'intérieur. Prosternez-vous avec révérence, gratitude et amour devant votre Moi Divin.

Vous êtes dans une séance de Yoga Nidrâ, gardez la vigilance, résistez à la somnolence.

Vous êtes de nouveau conscient de la pagode au lotus de marbre qui vous entoure. Vous vous inclinez une dernière fois et cela vous rappelle vos souhaits les plus profonds. Vous vous souvenez de votre Sankalpa du début et l'invoquez à nouveau à trois reprises. Vous vous levez et quittez la pagode, franchissez de nouveau la passerelle jusqu'à la rive, du marais aux cent lotus.

Vous vous sentez pur et heureux, empli de paix profonde et de pouvoir spirituel. Votre visage est apaisé, vos muscles relâchés, votre esprit est allégé. Vous respirez doucement, lentement et régulièrement. Vous reprenez contact avec votre corps, bougez un membre à la fois. Remuez avec délicatesse et étirez-vous avec grâce. Ouvrez les yeux en affichant un simple sourire pour vous remercier.

Séance 15 – Le chant du cygne

Allongez-vous confortablement sur le dos, bras le long du corps et paumes des mains tournées vers le ciel. Les jambes sont légèrement entrouvertes avec les pieds qui tombent naturellement sur les côtés. Vous allez pratiquer une relaxation profonde avant de dormir. Vous êtes détendu et ouvert à toutes les instructions qui vont vous êtes dictées. Gardez une partie de votre conscience sur les instructions. Soyez détendus, relaxez-vous. Vous allez éviter de bouger à partir de maintenant et suivre les instructions.

Veuillez prendre conscience des différentes parties de votre corps qui sont en contact avec le sol. Vous allez sentir ces parties du corps qui posent votre poids sur le sol. Ne les jugez pas, constater simplement si ces parties sont denses, légères et qu'elles amènent tout votre corps à se relâcher. Tout votre poids est redirigé via ces points vers le sol. Sentez le contact du corps avec le plancher.

Vous êtes dans une séance de Yoga Nidrâ, gardez la vigilance, résistez à la somnolence.

Vous allez entrer au cœur de ces images issue de votre imagination soyez-en l'acteur et non le spectateur afin de mieux participer à cette relaxation de l'esprit. Oubliez le monde extérieur. Peut-être entendez-vous du bruit venant de celui-ci, reliez-vous uniquement sur le son de ma voix. Concentrez-vous sur vous-même, ne vivez cet instant que pour vous.

C'est le printemps, en pleine journée ensoleillée. Vous-vous rendez au bord d'un grand étang où il y a des cygnes. Des cygnes gracieux et majestueux nagent en silence aux côtés d'autres créatures aquatiques. Imaginez cet émerveillement de voir le doux éclat du plumage des cygnes. Après, quelques instants, les cygnes sortent de l'eau pour venir s'asseoir autour. Vous êtes en admiration devant leur calme, en silence, ils saluent votre présence.

Vous êtes dans une séance de Yoga Nidrâ, gardez la vigilance, résistez à la somnolence.

De petit cygnets arrivent alors en file en attendent que vous-vous allongiez sur le sol pour s'amuser avec vous. Ceux-ci viendront effleurer de leur duvet les parties du corps de je nommerai, qui se relâcheront successivement. Relâche le pouce de la main droite, les autres doigts, la paume, le poignet, l'avant-bras, le coude, le bras, l'épaule, les côtes, la taille, la hanche, la cuisse, le genou, le bas-jambe, la cheville, le dessus du pied et les orteils.

Les cygnets continue de se déplacer autour de vous en effleurant le pouce de la main gauche, les autres doigts, la paume, le poignet, l'avant-bras, le coude, le bras, l'épaule, les côtes, la taille, la hanche, la cuisse, le genou, le tibia, le bas-jambe, la cheville, le dessus du pied et les orteils. Le dessus de la tête, le front, les sourcils, les yeux, les oreilles, les joues, le nez, les lèvres, le menton. Les petits cygnets s'éloignent et vous sentez tout votre corps complètement relâché.

Vous êtes dans une séance de Yoga Nidrâ, gardez la vigilance, résistez à la somnolence.

Le plus grand de cygnes adultes s'approche alors de vous, il se retourne pour vous inviter à le chevaucher. Sa taille est telle, qu'elle vous permet de grimper sur son dos. Il ouvre grand ces ailes et se met à courir en battant ses ailes. Vous décollez du sol et vous prenez votre envol en sa compagnie. Vous grimpez en altitude mais vous vous sentez en parfaite sécurité. Vous inspirez cet air frais, vous expirez avec confiance. Vous planez maintenant au-delà des montagnes et vous prenez conscience de votre souffle qui s'allonge, Vous inspirer longuement cet air si pur, vous expirez en vous détendant complètement.

Sur un compte à rebours de 27 à 1, soyez attentif à vos respirations. Vous inspirez 27, avec le son ham, vous expirez 26 avec le son ha. Inspirez 25 ham, expirez 24 ha. Continuez ainsi le décompte avec ce mantra hamsa qui rend honneur au cygne avec lequel vous volez actuellement. Si vous oubliez où vous en êtes rendu, reprenez à 27.

Vous êtes dans une séance de Yoga Nidrâ, gardez la vigilance, résistez à la somnolence.

Laissez maintenant le décompte et contemplez le paysage qui défile pendant votre vol. Un sentier bordé d'arbres, un sentier bordé d'arbres. Une rivière qui serpente un chemin, une rivière qui serpente un chemin. Un petit pont de pierre, un petit pont de pierre. La fumée d'une charmante chaumière, la fumée d'une charmante chaumière. Une cascade sinuant une colline, une cascade sinuant une colline. Le pic abrupt d'une montagne, le pic abrupt d'une montagne. Les cumulus moutonneux défilant dans le ciel, les cumulus moutonneux défilant dans le ciel. Un zeppelin argenté survolant le paysage, un zeppelin argenté survolant le paysage

Le cygne qui vous porte continue son envol mais en augmentant sa vitesse, le paysage défile si rapidement que vous avez peine à distinguer quoi que ce soit, vous voyez la succession du jour et de la nuit, des différentes saisons et même des années. Vous être en train de voler vers le futur, près d'un siècle plus tard. Le cygne ralenti et s'apprête à revenir près de l'étang. Tout est silencieux, si calme. Il se dépose et vos mettez pied à terre.

Vous êtes dans une séance de Yoga Nidrâ, gardez la vigilance, résistez à la somnolence.

Devant vous il y a une épitaphe, votre nom y est inscrit avec un éloge. C'est votre vœu le plus grand que vous avez réalisé de votre vie qui y est inscrit. Inspirez profondément et répétez intérieurement votre Sankalpa à trois reprises, c'est votre souhait de lumière qui s'est accomplie.

Le cygne chante dans une douceur si touchante, d'une façon si mélodieuse, pour souligner la plus belle et dernière chose que vous réaliserai dans votre vie. Le cygne disparaît, l'étant s'évanouie peu à peu, et vous revenez ici dans ce lieu réel. Vous revenez avec votre conscience dans cette pièce telle qu'elle était avant le début de cette séance. Bougez graduellement vos pieds et vos mains, les articulations de vos bras et vos jambes. Vous-vous étirez-vous de tout votre long et vous baillez longuement. Remerciez-vous de savoir maintenant quel sera votre chant du cygne.

Séance 16 - Les cercles enchantés

Allongez-vous sur le dos, disposez sous la tête et les genoux des coussins pour être à votre aise. Couvrez-vous d'une couverture pour cacher tout le corps à l'exception du visage. Placez les bras le long du corps avec les dos des mains tournées vers le sol. Écartez les jambes en ayant les pieds tournés vers l'extérieur. Ayez la tête, la nuque, la colonne vertébrale et le coccyx dans un même alignement. Détendez-vous.

Prenez maintenant conscience de l'endroit où vous êtes, écoutez les sons qui y sont produits, le bruit de mes pas, de ma voix, de la respiration des personnes autour de vous. Portez votre écoute vers l'extérieur, vers les sons les plus lointains, sans essayez de les distinguer. Ramenez votre sens de l'audition vers vous. Entendez les sons les plus subtiles, tel l'air qui entre en vous, les battements du cœur, et le travail de votre système digestif.

Vous êtes dans une séance de Yoga Nidrâ, gardez la vigilance, résistez à la somnolence.

De petits cercles argentés descendent des cieux et se déposent sur vous. Leurs poids commencent à prendre de l'importance et ils continuent de tomber. Vous vous sentez de plus en plus lourd. Votre corps s'enfonce dans le sol tellement vous êtes maintenant pesant. Des petits cercles dorés émergent maintenant du sol et même sous votre corps. Ils sont maintenant de plus en plus importants et vous soulèvent délicatement. Vous vous sentez de plus en plus léger. Votre corps s'élève au-dessus du sol tellement vous êtes léger comme une plume. Puis, tout s'arrête et vous revenez à la normale.

Faites à présent le tour de votre esprit et trouvez le souhait qui vous est le plus cher, il doit vous permettre de progresser. Formulez-le de façon claire et affirmative. Ceci deviendra votre sankalpa. La force de concrétisation de ce souhait est en vous, utilisez la pour répéter le Sankalpa trois fois.

Vous êtes dans une séance de Yoga Nidrâ, gardez la vigilance, résistez à la somnolence.

Voici venu le temps de faire le tour du corps, visualisez chaque membre que je nommerai. Le pouce de la main droite, le 2e doigt, le 3e, 4e, 5e. Le sommet de la tête. Le pouce de la main gauche, le 2e doigt, le 3e, 4e, 5e. Le gros orteil gauche, le 2e, 3e, 4e, 5e. Le gros orteil droit, le 2e, 3e, 4e, 5e. Le poignet droit, le front, le poignet gauche, la cheville gauche, la cheville droite. Le coude droit, le point entre vos sourcils, le coude gauche, le genou gauche, le genou doit. L'épaule droite, le nez, l'épaule gauche, la hanche gauche, la hanche droite. Le torse droit, la bouche, le torse gauche, la taille gauche, la taille droite, le cœur, portez votre attention juste au milieu du cœur.

La plante du pied droit, l'omoplate droite, l'arrière de la tête, l'omoplate gauche, la plante du pied gauche. Le mollet droit, les côtes droites, la nuque, les côtes gauches, le mollet gauche. La fesse droite, les muscles dorsaux droit, les cervicales, les muscles dorsaux gauche, la fesse gauche, le coccyx, les lombaires, tout le dos, portez votre attention à l'ensemble du dos.

Vous êtes dans une séance de Yoga Nidrâ, gardez la vigilance, résistez à la somnolence.

Prenez une grande inspiration, avec l'expiration, visualisez des cercles concentriques qui partent de votre cœur et s'étendent dans votre torse. Inspirez à nouveau profondément, à l'expiration, sentez ces cercles qui s'étendent et viennent englober le bassin jusqu'à la tête. Aspirez lentement l'énergie qui vous entoure, sur l'expire, percevez les cercles partant du centre de la poitrine et qui se dispersent dans tout votre corps. Prenez ce souffle des profondeurs de votre cœur et voyez les cercles qui sortent de vous et se déploient vers ceux qui vous entourent, vous diffusez vers tous, un amour inconditionnel.

Et maintenant vous allez compter les respirations. À rebours de 27 à 1. Comme ceci : 27, vous inspirez, votre cœur se met à étinceler. 26, vous expirez, votre cœur diffuse sa lumière. Puis 25, vous inspirez, le cœur brille toujours plus. 24, vous expirez, sa clarté rayonne autour de vous. Continuez, ne faites aucune erreur, comptez bien. Si vous oubliez ou si vous vous trompez dans vos comptes, recommencez à 27.

Vous êtes dans une séance de Yoga Nidrâ, gardez la vigilance, résistez à la somnolence.

Laissez venir les images qui de présentent. Un tigre de cirque sautant à travers un cerceau de feu, un tigre de cirque sautant à travers un cerceau de feu. Les ondes créées par la tombée d'une goutte dans une flaque d'eau, les ondes créées par la tombée d'une goutte dans une flaque d'eau. Des enfants faisant rebondir un ballon dans la cour d'école, des enfants faisant rebondir un ballon dans la cour d'école. Une statue de Bouddha entourée d'un cercle de fleurs écloses, une statue de Bouddha entourée d'un cercle de fleurs écloses. Les roues d'une carriole tournant sous la tirée d'un mulet, les roues d'une carriole tournant sous la tirée d'un mulet. Une lune dans une nuit étoilée, une lune dans une nuit étoilée.

Vous êtes avec vous-même dans cet espace vaste, sans couleur, sans lumière. Un cercle rouge se dessine autour de vous, la sagesse vous inonde et vous réalisez votre encrage à la terre. Un second cercle orange, plus grand, apparaît. La connaissance immerge du flot de vos pensées. Un troisième cercle jaune s'illumine pour venir toucher le cœur des autres. Vous sentez la paix en vous qui vous réchauffe tel un feu réconfortant. Un quatrième cercle vert, toujours plus grand, se profile. Il vous donne le courage de tout atteindre, tel le vent vous portant au-delà des montagnes. Un autre cercle, plus grand s'affiche d'un bleu éclatant. Vous ressentez le pouvoir de la communication qui vous permet de vous adresser à l'univers. Puis, un dernier cercle blanc les recouvrant tous, se manifeste sous la forme de l'unité.

Vous êtes dans une séance de Yoga Nidrâ, gardez la vigilance, résistez à la somnolence.

Vous êtes maintenant à la fin de la séance, les cercles concentriques disparaissent les uns après les autres et vous revenez où vous étiez à votre arrivée. Vous devez énoncer votre Sankalpa pour une seconde fois. Répétez-le maintenant à trois reprises, avec conviction pour en permettre sa réalisation.

Bougez doucement le bas du dos, le milieu et le haut, remuez délicatement les orteils et les pieds puis les doigts et les mains. Agitez mollement les jambes et les cuisses puis les bras et les épaules. Étirez-vous paisiblement, bâillez onctueusement. Reprenez contact avec la réalité, respirez normalement, ouvrez vos yeux et asseyez-vous à votre rythme dans le silence. Prenez le temps d'afficher un large sourire.

Séance 17 - Le tableau noir

Prenez le temps d'installer les coussins et les autres accessoires pour être le plus confortable possible. Couvrez-vous d'une couverture pour ne pas prendre froid, car dans l'immobilité, le corps se refroidie quelque peu. Gardez maintenant votre position pour le reste de la séance. Cette absence de mouvement permettra à votre conscience de s'apaiser et votre esprit cessera ainsi de s'agiter. Fermez les yeux et profitez de cet agréable moment que vous allez vous offrir comme un grand présent.

Écoutez bien tous les bruits extérieurs. Prenez acte du moindre son qui se manifeste, que ceux-ci soient dans cette pièce où qu'ils proviennent du dehors. C'est peut-être la clameur de la ville ou bien un bourdonnement plus subtil qui provient à vos oreilles. Faites maintenant le choix d'un seul de ces bruissements et portez toute votre attention uniquement sur celui-ci. N'asseyez pas de forcer votre mental à l'analyser, écoutez simplement le bruit que vous avez choisi, de façon consciente.

Vous êtes dans une séance de Yoga Nidrâ, gardez la vigilance, résistez à la somnolence.

Vous êtes allongé sur un tableau noir. Sa surface est froide et se conduit à la surface de votre peau. Vous commencez à avoir des frissons. Vous grelottez maintenant et vous voyez comment tout votre corps est glacé. Puis, le tableau noir rougi peu à peu et commence à se réchauffer. Votre peau est bien chaude. Vous commencez à avoir de grosses sueurs. Votre sang bouille, tellement la température monte.

Et tout doucement, vous revenez à la normale, au centre de vous-même. Fouillez dans votre esprit, quel est le vœu le plus cher vous concernant, comment aimeriez-vous changer. Formulez avec des mots simples, positifs et affirmatifs votre intention. C'est votre sankalpa. Répétez-le trois fois avec conviction.

Vous êtes dans une séance de Yoga Nidrâ, gardez la vigilance, résistez à la somnolence.

Vous allez maintenant passer devant un écran noir de rayon-X. Chaque os que je nommerai, s'illuminera à l'écran. Les os du pouce droit, les phalanges des autres doigts, le cubitus et le radius de l'avant-bras, l'humérus, la clavicule droite, les côtes, les os du bassin droit, le fémur, le tibia et le péroné sous le genou, les phalanges des orteils du pied droit. Les os du pouce gauche, les phalanges des autres doigts, le cubitus et le radius de l'avant-bras, l'humérus, la clavicule gauche, les côtes, les os du bassin gauche, le fémur, le tibia et le péroné sous le genou, les phalanges des orteils du pied gauche.

Vous vous retournez pour être vue de dos. Le crâne, les vertèbres cervicales, l'omoplate gauche et droite, toutes les côtes ainsi que les vertèbres thoraciques, les vertèbres lombaires, le sacrum, le coccyx. La plateforme sur laquelle vous êtes installé en position debout, commence sa lente rotation. Sur l'écran de rayon-x, tous vos os maintenant s'illuminent. Voyez votre squelette, dans tous les sens. Les os de face, l'ossature vue du côté gauche, vos ossements vus de dos, l'unité osseuse vue du côté droit.

Vous êtes dans une séance de Yoga Nidrâ, gardez la vigilance, résistez à la somnolence.

Vous êtes à nouveau allongé sur le tableau noir, un projecteur envoie un point lumineux. Lors de votre inspiration, le point grossit et devient un cercle blanc. Lors de votre expiration, la lumière redevient un minuscule point. Inspirer longuement, le rond brillant prend de l'ampleur. Expirer lentement et profondément pour réduire le point en sa taille la plus infime. Continuez de diriger votre souffle dans une plus grande profondeur à chaque inspiration pour augmenter la dimension du point et atteindre son apogée d'étincellement et à chaque expiration revenez dans son point le plus subtile.

Sur un compte à rebours suivez maintenant vos respirations. Débutez à 27 sur l'inspiration, 27 sur l'expiration. Poursuivez le second cycle avec 26, vous inspirez, votre cœur s'illumine. 26, vous expirez, la lumière s'estompe. Continuez jusqu'à zéro, en laissant votre cœur s'illuminer. Gardez votre attention, suivez bien le décompte, si vous oubliez où vous en êtes rendu, recommencez à 27.

Vous êtes dans une séance de Yoga Nidrâ, gardez la vigilance, résistez à la somnolence.

Un carrousel au fond de la pièce où vous êtes, fera défiler rapidement des images sur l'écran noir. Une tulipe rouge d'un parfum délicat, un soleil orange en fin de journée, un serin jaune en plein chant mélodieux, un terrain de golf verdoyant fraichement coupé, un lagon bleu sous les tropiques des îles, des vers blancs sur une vielle carcasse. Le sang rouge transfusé à un malade, une orange juteuse au petit déjeuner, une chandelle jaune allumée sur un autel, un canard vert en route vers le sud, un scarabée bleu au centre d'une couronne égyptienne, le sol tout blanc couvert d'une première neige d'hiver. Des feuilles rouges tombants à l'automne, une araignée orange attendant sur sa toile.

Vous approchez maintenant du tableau noir. Dans votre main droite vous saisissez une craie. Vous allez écrire sur une ligne bien droite un mot venant directement du lieu du cœur. Vous levez le bras et vous commencer à tracer une lettre. C'est un «A». Suivez votre main griffonnant le «M» comme seconde lettre. Poursuivez minutieusement en inscrivant un «O». La quatrième lettre que vous tracez lentement est un «U». La dernière lettre que votre main dessine avec délicatesse est «R». Le mot affiché sur le tableau noir est AMOUR, ressentez le mot. Avec votre main gauche effacez le tableau, oubliez ce qui y était affiché. Prenez une craie d'une autre couleur et marquez le tableau noir d'un nouveau mot, celui-ci est «bonheur». Prenez le temps de faire chacune des sept lettres, en ressentant toute sa signification.

Vous êtes dans une séance de Yoga Nidrâ, gardez la vigilance, résistez à la somnolence.

Vous regardez à nouveau le tableau noir. Votre intention de départ y est maintenant inscrite de façon claire et précise tel que vous l'avez formulée au début de cette séance de Yoga Nidrâ. Lisez-la maintenant à trois reprises. Laissez votre conviction faire germer en vous sa réalisation prochaine.

Ouvrez lentement les yeux et regardez le plafond. Puis, envoyez votre regard vers le haut, vers le bas, vers la gauche et vers la droite. Bougez vos orteils et tous vos doigts. Étirez-vous longuement et prenez le soin de reprendre contact avec votre corps. Assoyez-vous et souriez, la vie peut être si belle.

Séance 18 - Comment suis-je?

Comment-vous sentez-vous allongé sur le dos? Est-ce que les coussins sous votre tête et la position de vos jambes vous maintiendront confortablement immobile pour toute la séance? La couverture vous couvre-elle assez pour garder votre chaleur? Vos jambes et vos bras sont-ils bien allongés pour être à votre aise? Est-ce que la tête, la nuque, la colonne vertébrale et le coccyx sont bien alignés? Êtes-vous bien en mesure de vous détendre et laisser le calme s'installer paisiblement en vous?

Entendez-vous bien tout ce qui se manifeste autour de vous? Percevez-vous uniquement ma voix et les autres bruits dans cette pièce? Est-ce que votre ouïe est assez aiguisée pour écouter le vacarme qui se manifeste à l'extérieur ou encore plus loin? Est-ce que votre écoute s'affine assez pour relever ce qui se manifeste en vous? Distinguez-vous le son de l'air qui frotte dans votre gorge, les pulsations de votre cœur ou encore le travail de digestion dans votre abdomen? Qu'entendez-vous? Écoutez!

Vous êtes dans une séance de Yoga Nidrâ, gardez la vigilance, résistez à la somnolence.

Vous sentez-vous calme ou anxieux? Votre esprit est-il focalisé ou bien dispersé? Vos pensées sont-elles profondes ou seulement superficielles? Est-ce que ce moment est pour vous agréable ou quelque peu déplaisant? Vos muscles sont-ils décontractés ou bien tendus? L'état des autres vous rend-il empathique ou indifférent? Votre respiration est-elle bruyante ou silencieuse? Votre cœur est-il tranquille ou agité? Au fond de vous, êtes-vous joyeux ou triste? Envers les autres, êtes-vous de nature généreuse ou avare?

Avez-vous des souhaits vous concernant? Voulez-vous une vie différente ou bien encore vous changer? Êtes-vous capable de formuler de façon simple, claire et positive ce que vous désirez? Cette phrase est votre sankalpa. Répétez-le trois fois avec conviction. Celle-ci se réalisera éventuellement si vous y croyez.

Vous êtes dans une séance de Yoga Nidrâ, gardez la vigilance, résistez à la somnolence.

Vous allez faire le tour de votre corps, pour constater comment celui-ci va. Vous ne faites qu'observer. Comment vous sentez-vous dans le pouce droit, dans les autres doigts? Y a-t-il de la résistance ou encore de l'engourdissement dans le poignet droit ou le coude? Avez-vous des élancements ou de la lourdeur dans le bras et dans l'épaule droite? Comment vous sentez-vous dans les côtes et dans la hanche droite? Avez-vous des malaises dans la jambe ou dans le genou droit? Ressentez-vous des faiblesses dans la cheville ou dans les orteils du pied droits? Ressentez tout ce qui se passe du côté droit.

Encore une fois, vous observer sans changer quoi que ce soit. Sans critiques et jugements. Comment vous sentez-vous dans le pouce gauche, dans les autres doigts? Y a-t-il de la résistance ou encore de l'engourdissement dans le poignet gauche ou le coude? Avez-vous des élancements ou de la lourdeur dans le bras et dans l'épaule gauche? Comment vous sentez-vous dans les côtes et dans la hanche gauche? Avez-vous des malaises dans la jambe ou dans le genou gauche? Ressentez-vous des faiblesses dans la cheville ou dans les orteils du pied gauche ? Ressentez tout ce qui se passe du côté gauche?

Vous êtes dans une séance de Yoga Nidrâ, gardez la vigilance, résistez à la somnolence.

Comment est votre respiration? Sans en changer le rythme ou sa teneur, observez simplement comment se comporte celle-ci. Est-elle rapide ou même irrégulière? Votre inspiration est-elle plus courte que votre expiration? Expirez-vous immédiatement après avoir inspiré? Quels sont les mouvements qui se produisent au niveau du ventre, du thorax ou des clavicules? Est-ce qu'en l'observant, Celle-ci s'approfondie? Est-ce que l'évaporation de certaines de vos émotions permettre à votre souffle de se libérer? Est-ce que la détente arrive à augmenter l'ampleur de votre expiration?

Sur un compte à rebours de 27 à 1, voyez comment votre respiration se transforme. Je vous invite à faire comme ceci. 27, vous inspirez, observez jusqu'où vos poumons se remplissent? 27, vous expirez, pouvez-vous vider complètement vos poumons? Puis 26, vous inspirez, pouvez-vous remplir un peu plus? 26, vous expirez, est-ce que le vide se fait entièrement? Continuez, Êtes-vous assez concentré pour continuer le décompte? Avez-vous oublié où vous êtes rendu? Si c'est le cas, reprenez à 27.

Vous êtes dans une séance de Yoga Nidrâ, gardez la vigilance, résistez à la somnolence.

Je nommerai divers éléments et je vous invite à devenir l'observateur devant les réactions qu'elles créeront en vous. Un éléphant à sept trompes, des fleurs de jasmin lancées dans une rivière, un lion cracheur de flammes, un vent violent en plein désert, un épervier plongeant du haut des cieux, l'alignement d'étoiles de diverses constellations, un aigle étendant ses ailes. Un cadavre mis en terre, un monstre marin affamé, un vieux cadran solaire inca, un cerf courant à vive allure, les échos d'un opéra donné en plein air, un faucon guettant sa proie, une pierre d'améthyste collée sur le front d'une déesse.

Voyez-vous debout, les deux pieds dans la terre, comment est votre encrage? Vous sentez vous relié à la terre, bien ancré à la terre? Vous êtes près d'une rivière et vous décidez de vous pencher pour y plongez les mains. La rivière est pure et limpide. Votre esprit est-il aussi calme que cette rivière? Un feu de camp s'est mis à pétiller et à brûler près de vous, vous en ressentez toute sa chaleur. Votre cœur est-il aussi ardent? Et tout à coup, le vent se lève et vient caresser tout votre corps. Votre respiration a-t-elle autant de vigueur? Vous laissez tout votre être s'ouvrir pour permettre à votre esprit, à votre âme de s'ouvrir aussi à ce qu'il y a de plus grand, de plus beau en vous et autour de vous.

Vous êtes dans une séance de Yoga Nidrâ, gardez la vigilance, résistez à la somnolence.

Vous êtes bien détendu? Est-ce que vous pouvez vous souvenir du début de la séance, êtes-vous dans un état différent? Souvenez-vous du souhait que vous avez clamé auparavant. Vous devez répéter votre Sankalpa une seconde fois. Faites-le avec conviction maintenant, à trois reprises.

Vous pouvez bouger de façon subtile vos doigts et vos orteils? Puis, vos bras et vos jambes s'étirent longuement? Ouvrez grandement la mâchoire pour bailler intensément? Reprenez contact avec la vie? Vous êtes heureux de vous avoir offert ce doux moment seulement pour vous? Asseyez-vous et souriez.

Séance 19 - Le rafiot dans la tourmente

C'est le début de la séance de Yoga Nidrâ. Fermez les yeux et allongez-vous doucement en position de grand repos nommé shavâsana. Soyez dans la position la plus confortable en plaçant les coussins et une couverture sur vous à votre guise. Vous devez maintenant être le plus immobile possible pour entrer dans la plus grande profondeur de la détente et pour ne pas perturber votre concentration à entrer en contact avec vous-même. Prenez une grande inspiration et expirez toutes vos tentions et vos problèmes.

Imaginez que vous mettez les pieds à bord d'un navire et que vous entendez tous les sons de la mer. Le bruit des vagues qui s'allongent sur la plage, les goélands au loin. Le bruit sourd d'une baleine qui se fait entendre à des milliers de kilomètres. Vous entendez même le petit crabe qui piétine rapidement sur le navire. Concentrez-vous sur un seul de ces sons et laissez-vous bercer par sa régularité et sa constance.

Vous êtes dans une séance de Yoga Nidrâ, gardez la vigilance, résistez à la somnolence.

Bien étendu à l'avant du bateau, vous prenez un bain de soleil. Vous vous sentez réchauffé par la chaleur du soleil et toute votre peau bénéficie de ce moment agréable. Mais il fait de plus en plus chaud, vous avez maintenant très chaud et tout votre corps est maintenant en sueur. Puis, une vague vient vous arroser et vous rafraichie tout d'un coup. Le soleil se couche et une petite brise se lève et vous donne des frissons. Vous avez froid et votre peau est maintenant de plus en plus glacée.

Vous prenez une couverture et vous contempler la beauté du ciel étoilé. Une grande étoile filante passe tout juste sous vos yeux et vous décidez de faire un vœu. Celui-ci doit être positif et doit-vous permettre de grandir intérieurement. C'est ce que l'on appelle un sankalpa. Dites-le maintenant trois fois.

Vous êtes dans une séance de Yoga Nidrâ, gardez la vigilance, résistez à la somnolence.

Le vieux navire s'arrête devant un phare enchanté. Chaque fois que je nommerai une partie de votre corps, le phare pointera sa lumière vers vous en éclairant cette partie précise. Le pouce de la main droite, les autres doigts, la paume de la main, le poignet, l'avant-bras, le coude, le bras et l'épaule. La clavicule droite, les côtes, la taille et la hanche. La jambe droite, le genou, le tibia, le mollet, la cheville, le dessus du pied, la plante du pied, les orteils du pied droit.

Le pouce de la main gauche, les autres doigts, la paume de la main, le poignet, l'avant-bras, le coude, le bras et l'épaule. La clavicule gauche, les côtes, la taille et la hanche. La jambe gauche, le genou, le tibia, le mollet, la cheville, le dessus du pied, la plante du pied, les orteils du pied gauche. Le dessus de la tête, le front, le sourcil droit, le sourcil gauche, l'œil droit, l'œil gauche, la joue droite, la joue gauche, la narine droite, la narine gauche, la lèvre supérieure, la lèvre inférieure, le menton. Tout le côté droit de votre corps, tout le côté gauche de votre corps, le corps au complet, le corps au complet.

Vous êtes dans une séance de Yoga Nidrâ, gardez la vigilance, résistez à la somnolence.

Le vieux rafiot continue de voguer allégrement au milieu de la nuit. Le navigue bouge tranquillement au gré de vos respirations. Vous inspirez et la marée monte. Vous expirez et la marée redescend. En effet votre souffle devient si puissant et profond qu'il influence même les vagues de la mer. L'air entre dans vos poumons et l'énergie des océans entre en vous. L'air en ressort et tout ce que vous avez de mauvais en vous coule au fond des abysses. Inspirez la douceur et la force, expirez les tensions et ce qui vous empêche de vous sentir libre. Vous sentez la purification s'étendre à tout votre corps.

Vous allez maintenant compter à l'envers de 27 à 1. 27 vous inspirez, vous retenez légèrement votre souffle, 26 vous expirez, résistez un peu avant de reprendre le souffle. 25, Inspirez et faites une petite rétention à poumons pleins, 24, vous expirez, faites une petite rétention à poumon vide. Continuez ainsi en gardant un rythme aussi régulier que possible, sans rien forcer. Si vous oubliez où vous en êtes rendu, reprenez à 27. Laissez maintenant le décompte, même si vous n'êtes pas rendu à zéro.

Vous êtes dans une séance de Yoga Nidrâ, gardez la vigilance, résistez à la somnolence.

Vous êtes toujours allongé à l'avant du vieux bateau et vous contemplez les nuages qui passent. Ceux-ci défilent sous vos yeux sous des formes vous rappelant différents symboles. À gauche un palmier des plages tropicales, à droite un chameau des déserts torrides. À gauche une rose noire funeste, à droite un vautour attendant son repas. Une étoile de mer échouée, un cactus difforme et géant. Une croix d'église, un flocon de neige cristallisé. Un sapin décoré pour Noël, un nénuphar avec sa grenouille. Un cheval lancé au galop, le pic d'une montagne. Les nuages défilent toujours et vous contemplez leurs formes, en alternance d'un côté à l'autre. Continuez et laissez les images se formées en regardant les nuages.

Les nuages deviennent plus foncés, ils sont gris, même très noirs et le vent se lève. Le navire se prépare à affronter la tempête. La houle fait tanguer l'embarcation. Les vagues arrosent abondamment le pont et vous vous réfugiez à l'intérieur. Les chaises et le reste du mobilier roulent d'un bout à l'autre de la pièce. Vous entendez le grand mat craquer et les planches gémir. À travers le hublot vous voyez le mauvais temps qui s'intensifie. Les armoires s'ouvrent violemment et la vaisselle vient se fracasser par terre. Le vieux rafiot monte et descend à travers les ressacs de l'océan, mais reste brave devant la tourmente.

Vous êtes dans une séance de Yoga Nidrâ, gardez la vigilance, résistez à la somnolence.

Tranquillement le beau temps revient et le navire retourne vers la berge. Des gens sur la plage saluent votre retour, en remerciant le ciel que vous ayez survécu. Tous les gens que vous aimez sont là pour vous. C'est votre jour de chance et vous en profiter pour faire un vœu, dites votre Sankalpa trois fois.

Voilà le temps de sortir du bateau et vous finissez ainsi la séance de Yoga Nidrâ. Vous étirez tout votre corps des pieds jusqu'à la tête. Tournez sur le côté et ouvrez tranquillement les yeux. Prenez contact avec votre environnement, avec ceux qui vous entourent. Assoyez-vous et inspirez profondément. Expirez un grand et long soupire. La vie vous sourit, car vous venez de prendre du temps pour vous.

Séance 20 - La pyramide enflammée

Pour commencer ce Yoga Nidrâ, assurez-vous bien de votre confort, placez coussin et couverture de façon adéquate, vous devez rester agréablement allongé et le plus immobile pour toute la séance. Gardez à l'esprit que l'immobilité est essentielle pour entrer dans un repos profond et régénérateur. Prenez une bonne inspiration et détendez-vous sur l'expiration. Décontractez-vous et cessez de bouger.

Écoutez en cet instant tous les bruits, des plus proches au plus lointains. N'essayez pas de les distinguer ou même de les analyser, écoutez simplement tous les bruits qui se manifestent, en même temps. Prenez trois profondes respirations et soyez attentif au son qu'elles font dans votre gorge.

Vous êtes dans une séance de Yoga Nidrâ, gardez la vigilance, résistez à la somnolence.

Imaginez-vous, étendu sur les berges d'une plage. Votre corps devient de plus en plus lourd. Vous commencez même à vous enfoncer dans le sable. Toute votre chair est maintenant ensevelie et seul votre visage est encore à découvert. Tout à coup, une lumière venant du ciel vous attire et vous libère de toute entrave et de toute lourdeur, vous êtes maintenant très léger. Vous pouvez voler et prenez de la vitesse pour partir vers un long voyage. Au-delà des océans, pour vous diriger vers la magnifique Égypte.

C'est maintenant le temps d'invoquer votre résolution. Puisez dans toute votre puissance mentale, pour nourrir votre conviction. Votre Sankalpa se concrétisera, car vous y croyez fermement. Vous avez le pouvoir du Sphinx en vous afin de le réaliser. Déclarez-le maintenant en le répétant trois fois.

Vous êtes dans une séance de Yoga Nidrâ, gardez la vigilance, résistez à la somnolence.

Je nommerai à tour de rôle des parties de votre corps et un hiéroglyphe égyptien s'allumera sur votre peau à tour de rôle. Le pouce de la main droite, le reste de la main, l'avant-bras, le coude, l'épaule, le bassin, la cuisse, le genou, la cheville, le gros orteil, le reste du pied. Le pouce de la main gauche, le reste de la main, l'avant-bras, le coude, l'épaule, le bassin, la cuisse, le genou, la cheville, le gros orteil, le reste du pied. Le sommet de la tête, le front, le point entre vos sourcils, le nez, l'oreille droite, l'oreille gauche, la joue droite, la joue gauche, les lèvres, le menton, le cou, la poitrine, le ventre, les organes génitaux.

Quatre vases Canopes sont disposés devant vous, ils contiennent vos organes vitaux. Le premier bocal héberge vos poumons, il est recouvert d'un couvercle à tête de babouin, il est orienté vers le vent du nord, contenant l'énergie de la vie. La seconde cruche comporte votre estomac, il possède un couvercle à la tête de chacal, il est orienté vers le vent de l'est, contenant la spiritualité et la sagesse. Le troisième réservoir renferme votre foie, son couvercle est une tête humaine, il est orienté vers le vent du sud, contenant la force de réussir. Le dernier contenant confine vos intestins, il y a un couvercle à tête de faucon, il est orienté vers le vent de l'ouest, apportant l'énergie de chasser ce qui est impur en vous.

Vous êtes dans une séance de Yoga Nidrâ, gardez la vigilance, résistez à la somnolence.

Portez votre attention sur le souffle, comme un vent du nord sec et chargé de sable, sentez la chaleur et la puissance de votre respiration. Intensifier la force de votre inspiration et la profondeur de votre expiration. Sur l'inspiration, sentez le souffle qui descend dans votre gorge, votre poitrine et votre abdomen, sur l'expiration, le souffle dans le ventre remonte vers le haut dans l'espace sacré du cœur. Ne faites qu'observer le mouvement de l'énergie puissante qui circule en vous, sans forcer.

Dans un compte à rebours de 27 à 1 vous allez continuer de suivre votre respiration. 27 vous suivez mentalement le souffle qui descend à l'inspiration, 26 vous suivez le souffle qui remonte sur l'expiration. 25, vous suivez mentalement la respiration qui descend à l'inspiration, 24 vous suivez le mouvement de la respiration qui remonte sur l'expiration. Continuez. Si vous faites une erreur dans le décompte, reprenez à 27. Vous pouvez arrêter le décompte, car nous allons passer à la phase suivante.

Vous êtes dans une séance de Yoga Nidrâ, gardez la vigilance, résistez à la somnolence.

En nommant ces différentes images, observez les réactions qu'elles provoquent en vous. Un bateau voguant sur le fleuve du Nil, la vallée désertique des rois, un faucon sur l'épaule d'un moine, un chacal se camouflant dans le désert, une horde de scarabée vert et bleu sortant d'un tombeau, la Mer Rouge calme en pleine nuit, un troupeau de chameau se cachant de la tempête, un train allant à toute vitesse en direction du Caire, un obélisque montant haut dans le ciel, une momie dans son cercueil, la statue d'un chat, l'image d'un dieu, la beauté immortelle de l'épouse du pharaon, un masque d'or protégé par des serpents, le temple d'Osiris éclairé avec des torches, une chambre funéraire remplie de trésor.

Vous marchez dans le Sahara et le soleil est sur le point de se coucher. La nuit se prépare et tout devient sombre. Au loin, vous voyez une lueur qui se manifeste. En vous approchant vous distinguez que cette lueur est une énorme flamme au-dessus d'une pyramide. Vous êtes maintenant rendu aux portes d'or de cette pyramide qui s'ouvre lentement sous votre passage. Dans les couloirs obscurs qui descendent sous terre, vous entendez des gouttes d'eau qui tombent avec écho. Vous arrivez dans une pièce remplie de richesse innommable, tout y brille et vous émerveille. Au centre cependant, il y a un objet précieux, vous le reconnaissez par sa grande valeur de bonté et générosité, vous y reconnaissez votre propre cœur.

Vous êtes dans une séance de Yoga Nidrâ, gardez la vigilance, résistez à la somnolence.

Vous savez que c'est un instant magique où vous êtes à la rencontre de vous-même. Toute la confiance de réaliser votre souhait est à son plein potentiel, c'est le moment de renommer votre Sankalpa pour une seconde fois. Dites-le intérieurement trois fois, avec conviction et l'assurance de sa réalisation.

Vous clignez des yeux pour vous apercevoir que vous êtes revenu dans cette pièce. La séance va bientôt se terminer et vous reprenez contact tranquillement avec la réalité. Ramenez toute votre attention vers votre corps, votre souffle et les sensations qui se manifestent en vous. Commencez la création de tous petits mouvements et ouvrez complètement vos yeux. Assoyez-vous et amplifier votre respiration. Avec une dernière expiration la bouche ouverte, constatez tout le calme et les bienfaits qui vous habitent.

Séance 21 - L'arbre aux feuilles d'argent

Pour débuter cette séance de Yoga Nidrâ, vous devez vous préparer à devenir immobile. Pour ce faire, ajustez les coussins sous vos jambes et votre nuque au besoin et abritez-vous chaudement d'une couverture. Fermez vos yeux et devenez complètement figé. Reposez-vous et profitez de ce moment.

Écoutez tous les bruits autour de vous. Situez-vous au milieu de ceux-ci. Est-ce que c'est des sons provenant de cette salle, est-ce un vacarme provenant de l'extérieur, est-ce une mélodie imprégnée dans votre mémoire, est un gargouillement provenant de votre estomac, un bourdonnement de votre gorge, ou le battement de votre cœur qui vous dit à quel point vous êtes encore vivant.

Vous êtes dans une séance de Yoga Nidrâ, gardez la vigilance, résistez à la somnolence.

Imaginez-vous, en train de marcher dans les bois, vous marchez longuement avant d'arriver en face d'un arbre magnifique, c'est l'un des plus anciens, c'est un arbre aux feuilles d'argent. Il inspire en vous un calme si profond, que vous vous allongez à son côté. Vous ressentez toutes les parties de votre corps en contact avec le sol. Vos talons et le sol, vos mollets et le sol, l'arrière de vos cuisses et le sol, votre fessier et le sol, vos omoplates et le sol, l'arrière de la tête et le sol. Vous ne faites plus qu'un avec le sol et les racines de l'arbre viennent vous nourrir. Toute la paix et la sérénité de la terre vous habite entièrement.

Une petite fée vêtue d'une robe verdoyante sort du sommet de l'arbre. Elle virevolte paisiblement vers vous et dirige sa baguette magique vers vous. Cette fée peut vous permettre d'atteindre vos buts, de vous transformer, de découvrir votre lumière. Elle secoue à trois reprises celle-ci. C'est votre souhait le plus profond qui réside en vous, une intention digne d'un Sankalpa. Répétez-le en vous trois fois.

Vous êtes dans une séance de Yoga Nidrâ, gardez la vigilance, résistez à la somnolence.

La fée continue de tournoyer autour de vous, elle touchera avec sa baguette des parties de votre corps, à chaque coup de baguette, de minuscules étoiles se déposeront sur votre peau. La main droite, le poignet le coude, l'épaule, le bassin, le genou, la cheville, le pied droit. La main gauche, le poignet, le coude, l'épaule, le bassin, le genou, la cheville, le pied gauche. Le talon des deux pieds, l'arrière des genoux, le coccyx, la colonne vertébrale, les omoplates, l'arrière du cou, le crâne, le front, les sourcils, les yeux, les oreilles, le nez, les lèvres, le menton, les clavicules, le plexus solaire.

Vous sentez maintenant ces minuscules étoiles entrez dans votre chair et commence à se déplacer en vous. Votre bouche, votre langue, la gorge, le pharynx, l'œsophage, l'estomac, le pancréas, le foie, la vésicule biliaire, l'intestin grêle, le colon ascendant droit, le colon transverse, le colon descendent gauche, le rectum, l'embouchure rectale. Tout votre système digestif est maintenant revivifié, tout votre corps en ressent maintenant l'effet, la détente est réellement maintenant en vous.

Vous êtes dans une séance de Yoga Nidrâ, gardez la vigilance, résistez à la somnolence.

Tournez maintenant votre regard vers votre souffle. Lors de chacune de vos expirations, tout ce qui est indésirable est vous, s'envole et s'éclipse à travers les feuilles d'argent de l'arbre. Vous inspirez profondément et lors de la prochaine et longue expiration, toutes les raideurs ou les tensions que vous pouviez ressentir sont aussi emportés. Vous inspirez avec profondeur et lors de la prochaine expiration, vos peurs, vos remords et vos soucis partent vers les feuilles. Vous êtes libéré d'un grand poids.

Comptez maintenant à chaque mouvement du souffle depuis 27 sans vous tromper. À l'inspire vous comptez 27, à l'expire vous comptez 27, prochain inspire 26, prochain expire 26. Si vous vous trompez ou si vous oubliez où vous êtes rendu, recommencer le tout à 27. Effacer totalement tout souvenir de cette activité sur le souffle, revenez dans le cœur de la forêt, auprès de l'arbre aux feuilles d'argent.

Vous êtes dans une séance de Yoga Nidrâ, gardez la vigilance, résistez à la somnolence.

Vous êtes toujours allongé auprès de l'arbre aux feuilles d'argent. Ses feuilles commencent maintenant à tomber vers vous. En perdant contact avec l'arbre, les feuilles se transforment et affichent devant vous différentes images. Observez ces images que je vais évoquer. Une allumette brûlée, un drapeau agité, un poisson rouge, un cartier de lune, un râteau de jardinage, une chandelle fondue, un vire-vent coloré, un verre d'eau fraiche, une étoile filante, une fiole de sable, les cendres ardentes, un cerf-volant perdu, une larme de tristesse, un nuage menaçant, une plage déserte.

Vous vous relevez pour contempler l'arbre maintenant dénudé. Son écore est lisse et argentée. Son tronc est colossal et ses branches gigantesques. Vous approchez de celui-ci pour coller vos mains et sentir la douceur et la puissance de celui-ci. Vous avez maintenant le front collé sur lui et vous prenez conscience de la force de la terre montant de ses racines. Vous réalisez aussi l'énergie intense arrivant du ciel à travers ses branches. Tout comme lui, vous savez que vos pieds sont bien ancrés à la terre et que votre tête est en pleine confiance en regardant le ciel. Vous et l'arbre ne font à présent plus qu'un. Votre cœur est désormais tout argenté et brille tellement, que vous irradiez toute la forêt.

Vous êtes dans une séance de Yoga Nidrâ, gardez la vigilance, résistez à la somnolence.

La petite fée aux vêtements verts revient vous voir pour une dernière fois. Elle est ici pour à nouveau vous aider dans la réalisation de votre Sankalpa. Elle sait que celui-ci vous permettra de vous découvrir une grandeur d'âme que vous soupçonnez à peine. En frappant votre tête de sa baguette, toute la force de conviction en vous, s'intensifie, pour réciter votre Sankalpa à trois reprises, au plus profond de vous.

Préparez-vous à arrêter votre séance, amplifier votre souffle et doucement commencer à faire de petits mouvements avec vos mains et vos pieds. Faites de plus grands mouvements en incluant maintenant vous bras et vos jambes. Ramenez vos genoux vers vous et pivotez tranquillement de la gauche vers la droite, Laissez-vous tombez sur le côté et assoyez-vous grâce à la force de vos bras. Étirez-vous vers le ciel en appréciant ce doux moment accordé en votre faveur. Ouvrez les yeux, c'est terminé.

Séance 22 - La cabane dans la jungle

Installez-vous dans une position allongée sous une couverture. Prenez soin d'ajuster sous vos jambes et la tête, des coussins pour être confortable et bien à l'aise. Une fois définitivement bien installé, gardez votre corps immobile jusqu'à la fin de la séance. Prenez trois longues et profondes inspirations pour doucement vous posez dans une détente globale. Durant toute la durée de ce Yoga Nidrâ, laissez de côté tous vos problèmes et vos tracas. Le calme s'installe progressivement dans tout votre corps et le mental.

L'écoute devrait maintenant être la seule porte ouverte de vos perceptions. Prenez conscience d'abord des bruits les plus éloignés, ceux venant de l'extérieur. Affiner votre ouïe pour prendre compte des sons les plus minimes. Ramenez votre audition vers les sonorités dans cette pièce. Aiguiser vos oreilles pour maintenant prendre acte des intonations venant de votre propre corps. Ils vous suivent depuis votre naissance, l'air entrant et sortant lors de la respiration, les percutions cardiaques permettant au sang sa circulation, le travail dans l'abdomen, le bas-ventre et tous vos organes internes permettant la digestion.

Vous êtes dans une séance de Yoga Nidrâ, gardez la vigilance, résistez à la somnolence.

Imaginez-vous sans aucun sens, plus aucune perception. Il ne reste plus aucun son, ne cherchez plus à entendre autre chose que le bruit de ma voix. Observez la profondeur dans laquelle vous êtes. L'univers est dans un mutisme total. Vous êtes seul avec vous-même à présent, dans une absence d'interférence.

Profitez de ce recueillement pour dénicher votre vœu le plus noble pour grandir, évoluer, atteindre la lumière qui sommeille en vous. Formulez cette intention, votre Sankalpa, en l'enveloppant d'une conviction inébranlable. Réciter par trois fois ce désir illustre pour en permettre sa réalisation.

Vous êtes dans une séance de Yoga Nidrâ, gardez la vigilance, résistez à la somnolence.

Placez votre attention vers l'ensemble de votre corps. Répétez intérieurement avec vigueur, la partie que je nommerai. Le pouce droit, le 2e doigt, 3e, 4e, 5e, la paume, le poignet, l'avant-bras, le coude, le bras, l'épaule droite, l'aisselle, le torse, la taille, la hanche, la cuisse droite, le genou, le tibia, la cheville, la plante du pied droit, le gros orteil, 2e orteil, 3e, 4e, 5e. Le pouce gauche, le 2e doigt, 3e, 4e, 5e, la paume, le poignet, l'avant-bras, le coude, le bras, l'épaule gauche, l'aisselle, le torse, la taille, la hanche, la cuisse gauche, le genou, le tibia, la cheville, la plante du pied gauche, le gros orteil, 2e orteil, 3e, 4e, 5e.

Les plantes des pieds, les talons, les mollets, l'arrière des genoux, l'arrière des cuisses, les fesses, le bas du dos, le milieu du dos, le bas du dos, toute la colonne, les omoplates, la nuque l'arrière de la tête, le haut du crâne, le front, le centre des sourcil, les yeux, le nez, les joues, les oreilles, les lèvres, le menton, les bras, le torse, les côtes, le ventre, le bassin, les jambes, les pieds, tout le côté gauche, tout le côté droit, tout l'arrière du corps, tout l'avant du corps. Tout votre corps, tout l'ensemble de votre corps.

Vous êtes dans une séance de Yoga Nidrâ, gardez la vigilance, résistez à la somnolence.

Dirigez maintenant votre attention vers le bord de vos narines, endroit même où l'air entre en contact avec votre intérieur. L'air entre, observez à quel point celui-ci est sec et frais. Lorsqu'il en ressort, sentez l'air maintenant humide et chaud. Devenez simplement observateur de cet air qui circule, sans changer le rythme, la puissance ou la durée de votre respiration. Si vous avez des images qui vous traversent l'esprit, recentrez-vous vers le mouvement de la respiration. Restez dans le moment présent.

Totalement ancré dans votre respiration, vous allez en faire le décompte depuis le chiffre 27. Imaginez cependant que l'air passe par votre 3e œil, le centre d'énergie nommé Ajna. À l'inspire vous comptez 27, l'énergie de l'air passe entre vos deux sourcils. À l'expire vous comptez 26, l'énergie consommé ressort par ce point central au-dessus du nez. Continuez sur la prochaine inspiration avec 25. Si vous égarez votre décompte recommencez à 27 tout en focalisant sur ce lieu énergique qu'est le troisième œil.

Vous êtes dans une séance de Yoga Nidrâ, gardez la vigilance, résistez à la somnolence.

Vous marchez maintenant en pleine jungle dans un tout petit sentier. La végétation est dense, verte et luxuriante. Vous savez que vous êtes en toute sécurité, complètement protégée. Vous entendez des singes argentés jacasser en se balançant d'une liane à l'autre. À votre gauche une termitière géante est fortement animée par une bataille contre des fourmis rouges. Dans les branches un boa constrictor se délecte longuement de sa dernière proie. Un perroquet vient vous survoler de tout prêt pour vous montrer son habillage multicolore. Un aborigène arrive devant vous, vous sourit et repart en courant. En continuant de marcher, rappelez-vous vous êtes en toute sécurité. Plus loin un marais nauséabond est peuplé par une myriade de rainette rose croassant dans une cacophonie déroutante. Rien ne vous stresse et ne vous agresse, vous restez fidèle à vous-même. Un crocodile émerge et baille lentement, puis, un troupeau de zèbres courant à toute allure traverse le sentier poursuivi par une panthère noire.

Le soleil met en évidence une petite clairière en plein milieu de cette jungle, avec en son centre, une cabane délabrée. Vous décidez de vous en approcher. Malgré le délabrement des lieux, vous ressentez la sécurité et le calme qu'il transpire. Vous ouvrez la porte et franchissez le porche. En plein centre sur un socle de pierre, un énorme œuf d'or est érigé dans toute sa gloire. La lumière du jour entrant par les fissures du toit en dévoile toute sa splendeur. Vous posez les mains dessus et vous êtes inondé par une énergie incommensurable. En plein centre de votre espace du cœur, vous recevez une nouvelle force.

Vous êtes dans une séance de Yoga Nidrâ, gardez la vigilance, résistez à la somnolence.

Avec cette nouvelle force imprégnée dans votre essence, conjurer votre Sankalpa pour une seconde fois. Toute la puissance de le réaliser est à votre portée de main. Croyez fermement en sa réalisation. Dites-le intérieurement trois fois avec fermeté. Plus rien ne peut maintenant en bloquer son achèvement.

Reprenez votre conscience avec la réalité, ouvrez les yeux et regardez dans tous les coins de la pièce. Tournez votre tête à droite et à gauche, en haut et en bas. Faites pivoter vos chevilles et poignets. Plier et déplier vos genoux et vos coudes. Assoyez-vous et souriez, le bonheur est ici et maintenant!

Séance 23 - Le sac à dos

Allongez-vous et placez les coussins sous la tête et les genoux pour obtenir un maximum de confort. Placez votre dos dans le prolongement de votre colonne vertébrale, les bras le long du corps, les mains à plats au sol, les paumes tournées vers le haut si c'est confortable pour vous et les doigts légèrement écartés. Ayez les jambes détendues, les pieds retombant vers l'extérieur et les orteils détendus. Cessez maintenant tout mouvement et détendez-vous.

Placez votre point de conscience vers l'audition. Écoutez les sons des différents endroits. Ceux les plus éloignés ou les plus près. Prenez acte de tout ce qui vient à vos oreilles. Ne tentez pas de les analyser ou d'en définir leurs origines, écoutez-les, tout simplement. Écoutez ceux aussi qui viennent de votre corps.

Vous êtes dans une séance de Yoga Nidrâ, gardez la vigilance, résistez à la somnolence.

Imaginez-vous en train de marcher dans un parc urbain avec un sac à dos comme bagage. Le poids de celui-ci commence à se faire sentir et vous sentez vos épaules s'affaisser. La charge est de plus en plus imposante et vous traînez maintenant vos pieds. Le fardeau est devenu tellement imposant que vous devez maintenant vous arrêter. En déposant votre sac au sol, vos épaules s'allègent et vous redressez tout naturellement votre dos. Tout ce poids dégagé vous fait sentir plus léger. Vous vous sentez plus libre.

Vous ouvrez votre sac et celui-ci contient tout plein de bouts de tissus. Vous en prenez-un, celui de votre couleur préférée et vous le collez sur votre cœur. Celui-ci se met à scintiller et un imprimé apparaît progressivement, c'est votre souhait le plus profond qui s'inscrit, celui que vous avez choisi depuis un certain temps et dans lequel vous croyez intensément. Ce Sankalpa vous l'invoquez à trois reprises.

Vous êtes dans une séance de Yoga Nidrâ, gardez la vigilance, résistez à la somnolence.

Laissez maintenant votre sac près de vous, en le déposant par terre et allongez-vous. Je vais désigner une partie de votre corps et pour chaque section nommée, un bout de tissu sortira du sac et se déposera sur votre peau. Le pouce droit, 2e, 3e, 4e et 5e doigt, la main, l'avant-bras, le coude, le bras, l'épaule droite, la poitrine et le bassin côté droit, la cuisse, le genou, la cheville, le gros orteil, 2e, 3e, 4e et 5e orteil. Le pouce gauche, 2e, 3e, 4e et 5e doigt, la main, l'avant-bras, le coude, le bras, l'épaule gauche, la poitrine et le bassin côté gauche, la cuisse, le genou, la cheville, le gros orteil, 2e, 3e, 4e et 5e orteil.

Le sommet de la tête, le front, l'œil droit, l'œil gauche, la joue droite, la joue gauche, la narine droite, la narine gauche, l'oreille droite, l'oreille gauche, les lèvres, le menton, le cou, la clavicule gauche, la clavicule droite, le poumon droit, le poumon gauche, le plexus solaire, l'abdomen, le bas-ventre, les organes génitaux. L'arrière de la tête, la nuque, l'omoplate droite, l'omoplate gauche, le milieu du dos, le bas du dos, le sacrum, le coccyx. La colonne vertébrale de bas en haut, la colonne de bas en haut.

Vous êtes dans une séance de Yoga Nidrâ, gardez la vigilance, résistez à la somnolence.

Placez votre attention sur la respiration. Inspirez et expirez de façon confortable, sans rien forcer, sans allez au bout de votre souffle, tout en vous respectant. Inspirez doucement, confortablement, gardez un bref moment de rétention, puis, expirez lentement, confortablement et prenez une légère pause à vide avant de recommencer votre second cycle de respiration. Simultanément, continuez de relâcher vos tensions, détendez vos muscles, laissez reposer votre dos au sol. Votre respiration est calme et paisible.

Vous allez maintenant compter vos respirations en partant du chiffre 27 et en descendant jusqu'à zéro. Imaginez cependant qu'à chaque expiration, un bout de tissus se décolle de votre surface et se dépose dans le sac. Inspirez, 27, expirez, 26 et un tissus s'envole vers le sac à dos laissant votre corps plus léger. Puis, 25 sur la prochaine inspiration, 24 sur l'expiration et une autre étoffe s'échappe. Continuez.... Prenez votre temps et libérer votre corps de ces tensions, de ces malaises, de ces inconforts, à chacune de vos respirations. Si vous oubliez le compte, revenez à 27. Laissez aller le compte et reprenez votre sac.

Vous êtes dans une séance de Yoga Nidrâ, gardez la vigilance, résistez à la somnolence.

Vous marchez vers un marché public en début de matinée. La place est déserte. Vous en profitez pour sortir vos petits carrés de tissus et dessiner des images de paix et de calme sur chacun d'eux. Je nomme des images et faites-en une esquisse instantanée sur l'ensemble des étoffes. Une belle colombe en plein vol, une chandelle allumée, un gros flocon de neige, la rosée sur une feuille, un champ de lavande secoué par la brise, une étoile filante laissant une traînée lumineuse, une libellule posée sur un nénuphar. Un oiseau mouche buvant son nectar, une bûche crépitant dans un feu de foyer, une brume s'élevant au-dessus d'un lac gelé, une nuit traversée d'une multitude de perséides, Constatez le calme qui vous habite profondément, toutes vos pensées sont dirigées vers cette grande quiétude intérieure.

Étalez maintenant bien tous les petits carrés de tissus et contempler la multitude de couleur qui s'offre à vous. Prenez le soin de les attacher patiemment les uns aux autres, dans le calme et la sérénité. Vous avez maintenant une magnifique banderole à votre disposition. Vous grimpez dans le lampadaire de la place centrale, avec le bout de la cordelette de la bannière entre vos doigts. Vous montez bien haut avec assurance et sans crainte, pour fixer tout au sommet l'extrémité de votre assemblage de tissu. Vous redescendez lentement et rendu au sol vous allez attacher l'autre bout à quelque mètre de là. Assoyez-vous et contemplez chacun de vos dessins et écrits, ceux-ci flottant délicatement sous la brise.

Vous êtes dans une séance de Yoga Nidrâ, gardez la vigilance, résistez à la somnolence.

Et puis vous regardez tout en haut, le premier bout de tissus sur lequel vous aviez inscrit votre Sankalpa, il s'affiche avec fierté. Vous en profitez pour l'évoquer intérieurement pour une seconde fois. C'est dans la Foi et la certitude que vous le clamez trois fois à l'ensemble de l'univers.

Commencez la transition vers la fin de cette séance de Yoga Nidrâ, souriez et inspirez profondément le calme est présent maintenant à l'intérieur et à l'extérieur de vous. Expirez longuement le bonheur que vous venez de vous offrir. Remuez les extrémités et peu à peu, **o**uvrez les paupières et assoyez-vous.

Séance 24 - Le chêne intérieur

Ajuster coussin ou oreiller sous la tête et les genoux tout en vous allongeant avec une couverture chaude. Soyez dans le plus grand confort possible, pour minimiser les mouvements dont vous auriez envie de faire. Relâcher chaque jointure, tendons ou muscles de votre corps. Laissez les ennuis de la vie ou vos soucis de côté pour le temps de la séance de Yoga Nidrâ. Relaxez physiquement et mentalement.

Vous êtes dans une forêt luxuriante et le soleil brillant éclaire par le passage qu'il se fraye à travers les feuilles. La faune s'anime et vous entendez au loin les oiseaux chantent entre eux pour saluer cette nouvelle journée. Tout près de vous des écureuils gloussent dans l'enthousiasme en ce jour qui sera si beau. Écoutez la vie dans la nature qui se fait entendre à différentes distances de vous. Entendez tout.

Vous êtes dans une séance de Yoga Nidrâ, gardez la vigilance, résistez à la somnolence.

Vous marchez dans un sentier de gravier se prolongeant dans les profondeurs de la forêt. Vous êtes pieds nus et vous clopiner lentement sur cette route rendant vos plantes de pieds sensibles. Vous ressentez maintenant de la douleur et vous ralentissez encore plus le rythme pour ne pas vous blesser. Le sentier s'estompe en laissant place à la mousse et un épais tapis de feuilles. Vos jambes sont soulagées par ce sol devenu si tendre. La douceur du terrain sur lequel vous déambuler est si agréable.

Vous arrivez devant un arbre qui rayonne d'une énergie puissante. Vous approchez près de l'arbre qui est un chêne gigantesque et solide. L'inspiration et la confiance qu'il évoque en vous, vous permet de formuler votre désir profond. C'est votre vœu de croissance personnelle, votre Sankalpa. Déclarez celui-ci dans tout votre être, à trois reprises, soyez inflexible dans votre volonté d'y croire.

Vous êtes dans une séance de Yoga Nidrâ, gardez la vigilance, résistez à la somnolence.

Vous vous installez confortablement sous l'arbre et une de ses graines se détache pour se diriger lentement vers vous en flottant. Vous ouvrez la bouche et la graine se dépose sur votre langue. Vous la faites entrez sous votre palais en refermant bien vos lèvres. Ressentez bien sa texture et son goût frais en bouche grâce à vos papilles. Vous avalez la petite et vous la laisser descendre lentement jusque dans l'œsophage. La petite graine traverse maintenant le pylore et se retourne dans tous les sens dans le liquide de l'estomac. Elle chemine dans l'intestin grêle. Puis, elle s'immobilise enfin, dans le gros intestin.

L'humidité qui y règne, favorise la germination rapide de la graine. Elle se transforme maintenant en une multitude de petites racines qui descendent dans vos hanches, dans vos cuisses, vos genoux, vos mollets, vos chevilles et vos pieds. La graine se développe aussi vers le haut et remonte le long de la colonne vertébrale. Les branches poussent dans vos épaules, vos bras et vos mains jusque dans le bout des doigts. Vous êtes maintenant bien ancré dans le sol et en même temps élevé vers l'espace céleste.

Vous êtes dans une séance de Yoga Nidrâ, gardez la vigilance, résistez à la somnolence.

En focalisant sur vos inspirations, les minéraux extraits par vos racines, se transforment en sève régénératrice gravitant les vaines et artères de vos jambes bien ancré dans le sol. À chaque inspiration, votre métabolisme tout entier est nourri par ce liquide transporté par vos vaisseaux. Chaque inspiration est un cadeau que vous venez offrir à tous vos muscles, vos os, vos artères, vos organes internes. À chaque expiration cela vient nettoyer et purifier les organes peuplant votre corps et l'énergie céleste aspire vos impuretés hors de vous, par vos vaines et artères. À chaque expiration, votre organisme au complet est nettoyé de ses toxines et libéré de ses blocages, vos mauvais sentiments ou émotions.

Comptez à présent vos respirations, à contresens, en commençant par 27. Chaque mouvement de votre souffle fera pousser des feuilles et des racines à l'intérieur de vous. Sur l'inspiration, comptez 27, voyez les pousses remplacez vos cheveux, sur l'expiration, comptez 26. Continuer ainsi de grandir et permettez à chaque respiration à tout votre corps de se remplir de feuilles et de racines. Suivez bien chaque respiration en gardant l'esprit bien concentré, concentrez-vous sur votre exercice actuel de respiration.

Vous êtes dans une séance de Yoga Nidrâ, gardez la vigilance, résistez à la somnolence.

Vous êtes maintenant devenu plus grand que tous les arbres, vous pouvez voir de ci-haut que vous pouvez voir tout ce qui se passe dans la forêt. Vous voyez ainsi un levraut tout blanc dormant près de sa mère, des tisons ardent et encore rouge d'un feu de camp de la veille, les feuilles de différents tons d'orange se préparant à tomber, des jonquilles sauvages d'un jaune brillant, une petite grenouille verte plongeant dans la rivière, un ciel bleu azure sans aucun nuage, un oiseau couvant ses petits œufs. Vous apercevez aussi au loin le sommet d'une haute montagne éternellement sous la neige blanche, des champignons orangés regroupés en touffe, le soleil jaune et chaud de l'heure du midi, une biche broutant des fougères d'un vert tendre, un petit lac bleu dans le bas de la vallée.

Actuellement, ressentez votre peau se durcir, les revêtements extérieurs de votre corps devenir une écorce tout comme si vous deveniez un arbre. Vous êtes maintenant garnie d'une épaisse couche protectrice. Visualiser tout autour de vous cette enveloppe qui vous garde de tout danger. Ressentez comment vous êtes dans le confort et la sécurité à l'intérieur de vous. La protection vous habite et vous abrite des attaques constantes des intempéries de la vie. À tout moment sachez que vous pouvez retourner dans cet espace personnel lorsque le besoin de sécurité se fera sentir.

Vous êtes dans une séance de Yoga Nidrâ, gardez la vigilance, résistez à la somnolence.

L'infaillibilité vous habite désormais, vous êtes solide et rien ne peut désormais faire fléchir votre volonté. Profitez de cette énergie pour déclarer la plus illustre de vos intentions. C'est le temps de dire à la forêt tout entière votre Sankalpa. Répétez à trois reprises cette annonce de votre souhait.

Vous reprenez contact avec votre corps, votre peau, vos bras, vos jambes, votre tête, tout votre corps se remet en mouvement. Prenez le temps de revenir à vous en agitant vos extrémités. Étirez toutes les parties de votre corps. Assoyez-vous et expirez profondément. Savourez cette énergie et souriez.

Séance 25 - Le rayon doré

Préparez-vous pour cette nouvelle séance. Assurez-vous de votre quiétude et de votre confort, en prenant tous les outils à votre disposition tel qu'une couverture ou des coussinets. Expirez longuement pour laisser sortir de vous, toutes les peurs vous habitant. Tâcher de vous décontracter dans une immobilité progressive. C'est l'absence de mouvement, qui permettra d'induire une relaxation profonde.

Écoutez tous les bruits en même temps. Autant les plus près que les plus éloignés. N'en faites aucune analyse ou distinction. Percevez tous les sons sans vous préoccuper de ce qu'ils sont. Écoutez-les tous, tout simplement. Devenez simplement observateur des effets qu'ils ont sur vous. Sont-ils trop bruyants? Faites doucement le retrait des sens comme une tortue qui retourne dans sa coquille.

Vous êtes dans une séance de Yoga Nidrâ, gardez la vigilance, résistez à la somnolence.

Vous êtes dans une grande salle éclairée et l'obscurité envahie doucement la pièce où vous êtes. Tout est sombre et la noirceur s'installe peu à peu. L'opacité est telle que tout devient noir. Vous êtes seul dans ce néant total. Ressentez cet espace dans lequel vous êtes plongé. Puis, une lueur couleur d'or se manifeste au loin. La lumière dorée chasse les ténèbres. Tout devient si éclairé que vous avez peine à voir, vous en arrivez à devoir plissez les yeux. Puis, la lumière s'estompe et tout revient à la normal.

Toute l'énergie qui vient de vous visiter a éveillé en vous vos aspirations. Mais celle qui est la plus noble en ressort du lot, car voilà un certain temps que vous voulez profondément sa réalisation. C'est en effet votre Sankalpa. C'est pour vous permettre d'évoluer et de grandir que vous croyez fortement en ce vœu. Vous allez prononcer intérieurement trois fois celui-ci, en cet instant présent.

Vous êtes dans une séance de Yoga Nidrâ, gardez la vigilance, résistez à la somnolence.

Chaque fois que je désignerai une partie de votre personne, un rayon laser de couleur rose pointera sur la partie nommée. Le pouce de la main droite, l'index, le majeur, l'annulaire, l'auriculaire, la main, le poignet droit, le coude, le bras, l'épaule, la poitrine, les côtes et la hanche droite, la cuisse, le genou, le bas-jambe, la cheville, le dessus du pied, les orteils du pied droit. Le pouce de la main gauche, l'index, le majeur, l'annulaire, l'auriculaire, le poignet gauche, le coude, le bras, l'épaule, la poitrine, les côtes et la hanche gauche, la cuisse, le genou, le bas-jambe, la cheville, le dessus du pied, les orteils du pied gauche.

Le dessus de la tête, le front, la tempe gauche, la tempe droite, le sourcil gauche, le sourcil droit, l'œil gauche, l'œil droit, la paupière gauche, la paupière droite, le nez, la narine gauche, la narine droite, la joue gauche, la joue droite, l'oreille gauche, l'oreille droite, la lèvre supérieure, la commissure des lèvres, la lèvre inférieure, la mandibule, le menton. Le cou, la gorge, tout le torse, le bras gauche, le bras droit, la taille, le bassin, la jambe gauche, la jambe droite. Tout le corps est pointé par ce laser.

Vous êtes dans une séance de Yoga Nidrâ, gardez la vigilance, résistez à la somnolence.

Visualiser bien à présent votre respiration. Lors de l'inspiration, un faisceau jaune vient frapper de plein fouet le centre de votre poitrine, au milieu du plexus solaire. Lors de l'expiration un rayonnement grisâtre sort de vous. Vous inspirez, le faisceau entre en vous et lors d'une légère pause dans le souffle, il tournoie dans tout votre corps pour purifier vos canaux énergétiques. Vous expirez et toutes vos impuretés en ressortent dans ce rayonnement multiple, de couleur grise, sortant par les pores de votre peau. Sur l'Inspiration, épurez profondément, sur l'expiration, évacuez intégralement tout ce qui est indésirable en vous. Continuez ainsi à votre rythme, en focalisant bien les effets lors de votre respiration.

Comptez maintenant vos respirations, en sens contraire, en débutant par le chiffre 27. Inspirer, 27 et sentez une lumière blanche entrant par la couronne de la tête. Faites une légère pause avec les poumons remplis. Expirez, 26 et la lumière blanche qui maintenant est devenu grisâtre descend doucement vers le bas de votre corps. Comptez 25, la lumière entre à nouveau, comptez 24, elle continue de descendre jusque dans vos pieds. Continuez sur le cycle suivant de respiration avec 23 et laissez sortir par vos pieds toutes tensions vers le centre de la terre. Absorbez totalement votre conscience à suivre le rythme.

Vous êtes dans une séance de Yoga Nidrâ, gardez la vigilance, résistez à la somnolence.

Un mince rayon doré entre par votre point central situé entre vos deux sourcils et s'enfonce dans votre tête. Tel un projecteur, il diffusera des images que je vous énoncerai à tour de rôle. Suivez au même rythme que je les nommerai. Une plante de bambou dans une étagère, une chute le long d'une falaise, une girouette en plein mouvement, un volcan à la veille de son éruption, un ciel étoilé en plein été. Une pierre au milieu de cercles concentriques de sable, un sceau rempli d'eau sacrée, un cerf-volant en plein vol, un chandelier durant une panne de courant, une fusée à son entrée dans l'atmosphère.

Vous êtes à présent si chargé d'énergie que vous en émettez des lueurs dorées. Tout votre être émet une lumière intense. Le rayonnement se répand à toute la pièce. Les murs, le plafond et le planché sont peinturés par cette couleur dorée. Vous êtes si lumineux que l'effet va au-delà des murs. Toutes les pièces de l'habitation sont irradiées par votre présence. Votre clarté s'étend à l'extérieur et se verse dans les rues du voisinage. L'illumination continue de prendre de l'ampleur et ne connait plus de limite. La ville, la région, la province, le pays, même les océans et les mers ne peuvent en freiner l'étendue. Vous venez d'offrir un amour inconditionnel à l'ensemble de l'univers. Voilà votre véritable nature.

Vous êtes dans une séance de Yoga Nidrâ, gardez la vigilance, résistez à la somnolence.

Toute l'énergie qui vous habite vous permet de trouver la certitude pour énoncer votre aspiration profonde. Ce vœu doit vous permettre de vous réaliser, d'atteindre l'objectif de votre existence dans cette vie. C'est votre Sankalpa. Manifestez-le dans votre conscience trois fois avec vigueur.

Revenez doucement à un niveau plus conscient. En contact avec votre respiration, suivez quel en est maintenant le rythme. Faites union avec votre corps et votre esprit. Bougez le côté droit, bouger le côté gauche. Agitez lentement l'ensemble du corps. Ouvrez les yeux et voyez que vous êtes merveilleux.

Séance 26 - Les bulles féeriques

Vous allez débuter cette séance de yoga Nidrâ en vous allongeant confortablement sur le sol. Portez attention à votre confort. Vous pouvez par exemple placer un zafu derrière la nuque et un bolster sous les genoux. Couvrez-vous d'une chaude couverture pour ne pas refroidir. Restez immobile pour profiter au maximum de l'apaisement de l'esprit et entrez en contact avec votre subconscient. Respirez le calme.

Imaginez que vous marchez dans le sentier d'une grande forêt. Vous entendez toute sorte de sons : le bruit de vos pas, les mammifères qui se font la cour, les oiseaux qui gazouillent. Vous concentrez votre ouïe pour tout entendre, même les plus menus bruits parviennent à aux oreilles. Vous allez utiliser toute la force de vos poumons pour crier intérieurement le mot: «AMOUR». Entendez l'écho qui le propage.

Vous êtes dans une séance de Yoga Nidrâ, gardez la vigilance, résistez à la somnolence.

Le sentier vous mène vers un lac stagnant, l'eau y est opaque et brune. Ce marais nauséabond fait éclater des pustules à sa surface. Un gaz vert s'en dégage et l'odeur nauséabonde envahis vos narines. Cette mauvaise émanation est telle qu'une nausée s'installe au plus profond de vos entrailles. Vous vous éloignez rapidement de cet endroit en poursuivant votre route. Vous vous retrouvé au beau milieu de la forêt ou tout pleins d'arbre sont en pleine fleuraison. Ce sont des lilas aux effluves enchanteurs. De minuscules billes se détachent des fleurs et vous parviennent. Ces billes contiennent le doux parfum exquis, cela vient flatter votre odorat. Inspirez profondément, c'est un beau cadeau offert à vos narines.

Tracez maintenant une bulle dans les airs avec le bout de votre index. Placez-y votre souhait le plus illustre, une intention qui est pure, votre Sankalpa. Renforcez cette bulle de votre conviction. Sa paroi protège votre vœu de tout ce qui pourrait l'empêcher de se réaliser. Récitez-le à trois reprises.

Vous êtes dans une séance de Yoga Nidrâ, gardez la vigilance, résistez à la somnolence.

Allongez-vous sur le tapis moelleux de la forêt et prenez conscience de votre contact avec celui-ci. Talon et sol, mollet et sol, arrière des cuisses et sol, fessier et sol, dos et sol, omoplates et sol, bras et sol, avant-bras et sol, poignet et sol, main et sol, arrière de la tête et sol. Ressentez ces contacts avec le sol.

Une sphère étincelant se présente devant vous. Je nommerai des parties de vos corps et à chaque énumération, une perle d'or se détachera de la sphère et fondra sur votre peau, en vous donnant son énergie. Les ongles des doigts, les phalangettes, les phalangines, les phalanges, les paumes des mains, les carpes, les avant-bras, les coudes, les bras, les épaules, le torse, le plexus solaire, les côtes, la taille, les hanches les cuisses, les genoux, le reste des jambes, les chevilles, le dessus des pieds, les phalanges des orteils, les phalangettes, les phalangines. Toute la tête, tout le thorax, tout le bras gauche, tout le bras droit, tout l'abdomen, tout le bassin, tout le dos, toute la jambe gauche, toute la jambe droite.

Vous êtes dans une séance de Yoga Nidrâ, gardez la vigilance, résistez à la somnolence.

Créez maintenant autour de vous un champ de force translucide. Chaque inspiration fait grandir les frontières de celle-ci. Chaque expiration ramène sa surface près de votre corps. Respirez et remplissez vos poumons et votre champ de force de cette magnifique énergie. Expirez et videz ce que vous ne voulez plus garder. Suivez votre rythme, respectez votre cadence naturelle. Focalisez votre attention sur votre souffle et son champ de force. Concentrez-vous sur ce mouvement énergétique puissant de la respiration. Absorbez toutes vos pensées à ce geste que vous faites depuis votre naissance : respirer.

À présent, comptez à l'inverse vos cycles respiratoires. Commencez à 27 et à chaque mouvement du souffle, retranchez un à votre compte. À chaque cycle, renforcez votre champ de force. Inspirez 27 et nourrissez votre protection. Expirez 26 et rendez impénétrable celle-ci. Inspirez, 25, transformez cette bulle en forteresse, expirez, 24, ressentez comment vous êtes maintenant à l'abri. Continuez cette construction autour de vous avec 23, 22, etc. Vous êtes parfaitement protégé, continuez le décompte jusqu'à zéro. Tout ce qui est négatif, se dissout, plus rien ne peut vous atteindre. Si, par mégarde, vous perdez le compte, recommencez à 27. Restez attentif et vigilant, vous êtes en toute sécurité et protégé.

Vous êtes dans une séance de Yoga Nidrâ, gardez la vigilance, résistez à la somnolence.

Des enfants s'amusent dans le silence avec des bulles de savons. Chacun à tour de rôle, souffle dans une paille pour créer une bulle de plus en plus grosse. Chaque bulle est animée par un amalgame de couleurs. Vous en voyez contenant des images relaxantes, des symboles de calme. Un chandelier d'argent, une tige de bambou, un condor majestueux, un bol d'eau, une cigale en symphonie, une perdrix ensommeillée, la fumée d'une cheminée, un bonhomme de neige, une comète lointaine, un Bouddha souriant, une chouette perchée, une montagne glacée, une rivière limpide.

Puis, une grosse sphère lumineuse se présente devant vous. Vous allez faire entrez dans cette bulle, toutes vos sources d'ignorance, vos peurs, vos causes de souffrance. Libérez-vous de tout ce qui vous enchaîne, ce qui vous empêche d'être vous-même. La sphère tranquillement se remplit d'un liquide rose, comme si votre cœur venait y déverser un flot d'amour. Plus la sphère se remplit, plus l'amour dissout vos sources de problème. Chaque particule de ce que vous y avez rejeté est irradiée par l'amour. La sphère s'ouvre tranquillement et vous retourne toute l'énergie que vous y avez investi, son contenue s'est métamorphosé en lumière. Vous avez en vous ce pouvoir, pour vous accueillir et vous aimer.

Vous êtes dans une séance de Yoga Nidrâ, gardez la vigilance, résistez à la somnolence.

Tracez à nouveau une bulle dans les airs avec le bout de votre index. Et encore une fois, placez votre Sankalpa du début de la séance, à l'intérieur. Votre conviction la plus profonde l'accompagne. Vous laissez la bulle s'envoler vers sa réalisation. Dites-le, en toute confiance et assurance, trois fois.

La séance est presque terminée et il est temps de reprendre contact avec votre corps et votre souffle. Prenez une grande inspiration et à l'expiration bougez vos orteils et vos doigts, remuez poignets et chevilles, pliez genoux et coudes. Étirez votre dos, du coccyx jusqu'à la nuque. Relevez-vous, souriez.

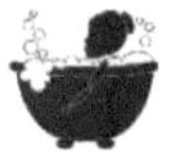

Séance 27 - Le bain chaud

Allongez-vous sur le dos en couvrant bien tout votre corps d'une couverture tout en gardant votre visage à découvert, pour bien respirer. Les jambes et les bras sont légèrement écartées, les orteils tombent vers l'extérieur, les paumes des mains sont tournées vers le ciel. La tête bien alignée dans le prolongement de la colonne vertébrale et les yeux sont doucement fermés. Cherchez à ne plus bougez, car l'immobilité est primordiale dans une séance de yoga Nidrâ, elle permet d'arrêter les fluctuations du mental.

Visualisez-vous de retour à la maison après une dure journée de travail. Personne n'est présent, vous y êtes complètement seul. En apparence rien ne se manifeste, vous croyez ne rien entendre. Vous portez une attention encore plus grande et vous entendez maintenant le bruit du réfrigérateur, le bruit de l'aiguille des secondes de votre horloge. Affiner votre écoute vers les bruits venant de l'extérieur. Entendez-vous le bruit des voitures qui passent ou encore le bruit des avions dans le ciel. Recentrez-vous à nouveau vers l'intérieur. Le frottement de l'air dans votre trachée, le battement de votre cœur.

Vous êtes dans une séance de Yoga Nidrâ, gardez la vigilance, résistez à la somnolence.

Allez maintenant dans la salle de bain. Fermer le bouchon de la baignoire et faites coulez l'eau chaude pour la remplir. Déshabillez-vous tranquillement et ressentez l'air frais sur votre peau. Le courant d'air venant de la porte ouverte, vous donne de petits frissons. Votre peau est maintenant froide et vous en avez la chair de poule. Le bain est pratiquement plein et une légère vapeur s'en dégage. L'eau du bain est chaude et vous y entrer tranquillement le bout du pied, pour y tester la température. Passez l'autre pied et assoyez-vous graduellement dans le bain. L'eau est à la fois chaude et reposante. Étendez-vous complètement et ressentez la chaleur qui monte dans votre corps. Le bain est assez chaud pour en avoir la peau quelque peu rougie. Vous êtes confortablement installé et rien ne peut troubler votre quiétude.

Dans cet état de détente profonde, réfléchissez maintenant à ce qui pourrait améliorer votre vie, ce qui votre permettrait d'être une meilleure personne, d'être en accord avec votre être intérieur. Formulez ce Sankalpa de façon simple et positive. Clamez avec une vigueur absolue ce noble souhait à trois reprises.

Vous êtes dans une séance de Yoga Nidrâ, gardez la vigilance, résistez à la somnolence.

Vous allez maintenant vous savonner sur les parties du corps qui seront désignés. La main droite, le bras droit, l'épaule droite, les côtes, le flanc et la hanche droite, la jambe droite, le pied droit. La main gauche, le bras gauche, l'épaule gauche, les côtes, le flanc et la hanche gauche, la jambe gauche, le pied gauche. Le visage, le cou, la poitrine, le ventre, le bas-ventre. Tout l'avant du corps, tout l'avant du corps.

Prenez maintenant une brosse à long manche et frotter l'arrière de votre corps. L'arrière de la tête, la nuque, les omoplates, le milieu du dos, le bas du dos, les fesses, l'arrière de la cuisse droite, le mollet droit, le talon droit, le dessous du pied droit, l'arrière de la cuisse gauche, le mollet gauche, le talon gauche, le dessous du pied gauche. Tout l'arrière du corps, tout l'arrière du corps.

Vous êtes dans une séance de Yoga Nidrâ, gardez la vigilance, résistez à la somnolence.

Plongez à présent la tête pour avoir les oreilles complètement immergées et le visage à découvert. Tous les sons de l'extérieur sont atténués et celui de votre respiration en est à son paroxysme. Chaque inspiration vous fait réaliser sa puissance, par son bruit intense. Chaque expiration accapare votre attention. Inspirez et expirez de plus en plus paisiblement. Installez entre chaque mouvement du souffle, une petite pause et admirer ce silence intérieur. Observez cette rafale d'air qui circule en vous.

Continuez d'observer votre souffle, mais en comptant vos respirations. Partez le compteur à 27 et faite un avec chaque respiration. Inspirez 27, le niveau du bain augmente quelque peu. Expirez 26 et laisser l'onde de l'eau se créer par le mouvement de votre ventre et de votre poitrine. Continuez le prochain cycle avec 25 et 24, tout en ayant une focalisation sur le mouvement de l'eau en accord avec celui de votre corps. Ne pensez qu'à trois choses : votre décompte, la respiration et l'ondulation de l'eau du bain. Si votre esprit s'égare ou que vous songez à autre chose, reprenez à 27.

Vous êtes dans une séance de Yoga Nidrâ, gardez la vigilance, résistez à la somnolence.

Des images seront évoquées à tour de rôle. Tentez simplement de les visualiser par défilement en suivant le rythme imposé. Un grand cierge allumé, un grand cierge allumé. Un arbre desséché, Un arbre desséché. Une averse torrentielle, une averse torrentielle. Des sommets couverts de neige, des sommets couverts de neige. Un champ rempli de grandes végétations, un champ rempli de grandes végétations. Une migration de canards en route vers le sud, une migration de canards en route vers le sud. Une nuit grandement étoilée, une nuit grandement étoilée. L'astre lunaire bien rond, l'astre lunaire bien rond. La houle puissante de l'océan, la houle puissante de l'océan, un yogi en lotus dans une caverne, un yogi en lotus dans une caverne. Une girouette bougeant au vent, une girouette bougeant au vent.

La vie se transforme continuellement. Comment qualifieriez-vous l'être que vous êtes aujourd'hui? Qu'est-ce qui vous caractérise sur le plan émotif? Quelle expérience du passé ont laissé en vous des traces vous ayant modelé tel que vous êtes? En vous regardant de l'extérieur, quelles sont les qualités qui ont commencé à se développer en vous ou qui continuent de s'émanciper. Projeter vous dans le futur et voyez comment vous pourriez être plus lumineux, comment chercher le meilleur de vous-même.

Vous êtes dans une séance de Yoga Nidrâ, gardez la vigilance, résistez à la somnolence.

Profitez de ces derniers états de détente profonde pour vous rappeler de votre intention de départ. Votre Sankalpa, qui est un souhait glorieux pour vous, doit être à nouveau invoqué. En vous, il existe une force de réalisation insoupçonnée, utilisez-la pour répéter mentalement votre Sankalpa trois fois.

Prenez conscience de votre corps et de votre respiration. Ramener à la surface votre conscience. Prenez contact du corps, des plantes des pieds jusqu'au sommet de votre tête ainsi qu'au mouvement de votre respiration. Bougez légèrement doigts, orteils, colonne vertébrale et épaules. La séance est terminée.

Séance 28 - Le vieux maraîcher

Prenez le temps de bien vous allongez confortablement, soignez votre bien-être en plaçant oreillers et coussins aux endroits vous convenant le mieux. Prenez conscience de vos tensions nerveuses, musculaires et respiratoires. Libérez ces blocages d'énergie dans vos pensées, vos muscles et votre souffle. Respirez dans tout votre être, pour simplement, relâcher. Laisser votre corps devenir immobile, ceci vous permettra une concentration plus grande et la détente en sera beaucoup plus profonde.

Imaginez que vous êtes dans un petit village Européen, tôt en matinée. Vous êtes seul et chacun de vos pas font grand écho. Vous ralentissez votre avancée pour prendre acte du son que vous produisez, quand vous déposez vos pieds dans vos foulées. Portez attention sur ce son qui se propage au loin en s'éteignant progressivement. Stopper tout mouvement pour contempler le mariage de ce silence avec l'instant présent. Les habitants envahissent les rues et chacune de leurs activités se rend à vos oreilles.

Vous êtes dans une séance de Yoga Nidrâ, gardez la vigilance, résistez à la somnolence.

Au bout de la ruelle, il y a un commerce devenu très célèbre. C'est un vieux maraîcher qui y vend des fruits et des légumes d'une saveur innommable. Vous arrivez devant la porte de son commerce. Celle-ci est immense, elle est faite en bois massif d'acajou. Vous essayez de l'ouvrir, celle-ci semble coincée. Vous utilisez toutes vos forces, mais rien ne bouge. Épuiser vous laisser échapper un simple soupir et la poignée se déverrouille. Légèrement vous soufflez sur la porte et elle s'ouvre comme par magie.

Vous franchissez le portail et le vieux maraicher vous accueil. Celui-ci possède un pouvoir unique que la terre qu'il cultive lui rend, réaliser un désir d'autrui. Il vous dit que c'est le temps pour vous de faire un souhait. Ce Sankalpa doit être énoncé de façon claire et positive. Dites-le trois fois, de façon convaincue.

Vous êtes dans une séance de Yoga Nidrâ, gardez la vigilance, résistez à la somnolence.

Il vous dit de vous étendre et il déposera une poudre de calme de moisson sur une partie de votre corps à la fois. Ressentez la main droite, pouce, index, majeur, annulaire, auriculaire, paume, poignet, coude, épaule, aisselle, taille, hanche, cuisse, genou, mollet, cheville, talon, plante du pied, dessus du pied, orteil du pied droit, gros orteil, deuxième, troisième, quatrième et cinquième orteil. Ressentez la main gauche, pouce, index, majeur, annulaire, auriculaire, paume, poignet, coude, épaule, aisselle, taille, hanche, cuisse, genou, mollet, cheville, talon, plante du pied, dessus du pied, orteil du pied gauche, gros orteil, deuxième, troisième, quatrième et cinquième orteil. Tout le corps, tout le corps.

Vous vous retournez sur le ventre et ressentez sa poudre de calme sur les parties arrière de votre corps qui vont être nommés. Les plantes des pieds, les talons, les mollets, l'arrière des deux genoux, l'arrière des deux cuisses, fessier droit, fessier gauche, omoplate droite, omoplate gauche, espace entre les omoplates, arrière de l'épaule droite, arrière de l'épaule gauche, tout le dos, toute la colonne vertébrale, les lombaires, les dorsales, les cervicales, l'arrière de la tête, le sommet de la tête. Tout le corps.

Vous êtes dans une séance de Yoga Nidrâ, gardez la vigilance, résistez à la somnolence.

Maintenant, observez votre respiration. Inspirez par le nez, tranquillement, lentement et paisiblement, sans faire d'effort. Expirez avec le nez aussi tranquillement, lentement et complètement que vous le pouvez. Concentrez votre attention sur votre abdomen, près de votre nombril. Répétez plusieurs fois, en douceur, jusqu'à ce que votre rythme respiratoire ralentisse et que vous vous sentiez totalement calme.

Continuez votre souffle avec un décompte partant de 27. En inspirant 27, imaginez votre corps rempli de l'énergie de ce que la nature nous offre. En expirant 26, imaginez que vous éliminez et expulsez ce que vous retournez à la terre. Continuez le prochain cycle avec 25 sur l'inspire et 24 sur l'expire. Continuez cet échange d'énergie avec le sol. Si vous négligez le décompte, ou vous en perdez le fil, revenez à 27.

Vous êtes dans une séance de Yoga Nidrâ, gardez la vigilance, résistez à la somnolence.

Le vieux maraicher peint des toiles de la nature durant ces temps libre. Contemplez ces images qu'il fera défiler devant vos yeux. Un feu de camp allumé dans toute sa vigueur, un feu de camp allumé dans toute sa vigueur. Le rivage sablonneux du bord de la mer, le rivage sablonneux du bord de la mer. Un léger voile de bruine dans une forêt endormie, un léger voile de bruine dans une forêt endormie. Le sommet d'une montagne enneigée, le sommet d'une montagne enneigée, Un hôtel rempli de tableaux ancestraux, un hôtel rempli de tableaux ancestraux. Un épervier majestueux porté par le vent, un épervier majestueux porté par le vent. Une pléiade d'étoiles tapissant le fond de la nuit, une pléiade d'étoiles tapissant le fond de la nuit. La clarté émise par la lune sur la terre, la clarté émise par la lune sur la terre. Les lames de l'océan frappant la rive, les lames de l'océan frappant la rive. Un Bouddha géant creusé sur le flanc d'une falaise, un Bouddha géant creusé sur le flanc d'une falaise. Les feuilles d'un peuplier agité par la brise, Les feuilles d'un peuplier agité par la brise.

Le vieux maraîcher vous présentera maintenant certains de ces produits. Ressentez l'ensemble des sensations perçues lors du flairage et de la mise en bouche de l'aliment. Croquez le bout d'un piment rouge et piquant. Dégustez une grosse orange juteuse et sucrée. Mordez dans un petit citron jaune et acidulé. Buvez tranquillement un thé vert âpre et intense. Mâcher ce chou-fleur bleu cuit et légèrement salé. Dévorez une aubergine violette amer et ferme. Avalez ce lait blanc de coco bien riche et gras.

Vous êtes dans une séance de Yoga Nidrâ, gardez la vigilance, résistez à la somnolence.

Le vieux maraicher vous dit que c'est le temps pour vous d'invoquer votre souhait pour une seconde fois. Ce Sankalpa doit être le même que celui choisi au début de la séance. Dites-le à trois reprises en ayant la conviction la plus profonde que sa réalisation est imminente et sera des plus positive pour vous-même.

Ramener à la surface votre conscience. Ressentez tout entier votre corps et briser lentement son immobilité. Bouger orteils, pieds, jambes, doigts, mains et bras. Assoyez-vous doucement. Ouvrez les yeux que lorsque vous serez prêt. La séance de Yoga Nidrâ est maintenant terminée.

Séance 29 - Méditation sous la pluie

Allongez-vous en prenant édredon et coussinet selon vos besoins. Laisser choir votre corps sur le sol en y ressentant tout son poids. Placer la position de votre corps bien droit et la tête dans l'axe du corps. Les pieds doivent être légèrement écartés et les mains tournées vers le haut, séparés du corps. Ressentez le corps dans la détente et l'immobilité. Ressentez bien les points de contact de votre corps avec le sol.

Visualisez-vous en position de méditation sur le balcon d'un chalet abandonné. La forêt est paisible et la faune animale qui l'habite y dort encore. Vous prenez cet instant de calme pour apprécier le silence. Le silence vous occupe dans tout votre être, plus aucune autre pensée, que le vide et la quiétude. Le soleil se lève et quelques oiseaux commencent à chanter sa gloire. Écoutez leurs chants mélodieux transperçant à travers les feuilles. Vous bercez vos pensées au gré de leurs chansons dédiées à l'amour.

Vous êtes dans une séance de Yoga Nidrâ, gardez la vigilance, résistez à la somnolence.

Une formation de nuage sombre obscurcie graduellement le ciel. Le bruissement du vent qui s'intensifie annonce la fin du beau temps. Le son de la pluie et de l'orage lointain qui menace se font entendre. Vous plongez alors dans vos souvenirs de vie où vous avez souffert physiquement ou moralement. Ressentez le poids de se souvenir intérieur, intensément. La vie n'est pas d'attendre que l'orage passe, mais plutôt d'apprendre à danser sous la pluie. Vous chassez la dernière pensée douloureuse et vous plongez dans vos souvenirs heureux, pour ressentir intensément, ces événements de bonheur.

Toute cette énergie qui tombe du ciel vous revivifie. La pluie vous a refait un plein de confiance en vous. Vous profitez de cet instant intense pour formuler votre Sankalpa. C'est une aspiration personnelle pour vous aider à grandir. Énoncé-le trois fois, en étant clair, positif et convaincu. Celui-ci se réalisera bientôt.

Vous êtes dans une séance de Yoga Nidrâ, gardez la vigilance, résistez à la somnolence.

Allongé sur le patio, vous laisser votre corps se débarrasser de la boue par la pluie qui tombe. Chaque partie que je nommerai sera purifiée à tour de rôle. Visualiser le nettoyage de la main droite, avant-bras, coude, bras, épaule, aisselle, hanche, cuisse, genou, cheville et le pied droit. Allez vers la main gauche, avant-bras, coude, bras, épaule, aisselle, hanche, cuisse, genou, cheville et le pied gauche. Le sommet de la tête, le front, les sourcils, les oreilles, les joues les yeux, les narines, les lèvres, le menton, le cou, les deux clavicules, la poitrine, le ventre, le bas-ventre, les deux hanches les deux aines, les deux cuisses, les deux genoux, les deux chevilles, les orteils des deux pieds. Tout l'avant du corps, tout le devant du corps.

La pluie continue son travail d'épuration. Visualiser maintenant, les parties principales lavées par l'averse. Toute la jambe droite, toute la jambe gauche, les deux jambes ensemble, tout le bras droit, tout le bras gauche, les deux bras ensemble, toute la tête, tout le torse, tout le tronc ensemble. Ressentez dans tout votre corps cette purification. Vous pouvez maintenant voir à travers votre peau, vous y voyez votre système cardiaque. Votre cœur se met à briller d'une lueur intense et inégalée.

Vous êtes dans une séance de Yoga Nidrâ, gardez la vigilance, résistez à la somnolence.

Voyez que votre respiration intensifie la lumière intérieure. À l'inspiration, gonflez votre ventre : le ventre se gonfle sous la pression du diaphragme qui descend et par l'air qui entre dans les poumons. Puis une fois que vous pensez que vos poumons sont à pleine capacité, retenez l'air pendant 3 à 5 secondes, puis expirez. En expirant la pluie diminue d'intensité. Reprenez le cycle jusqu'à l'arrêt des précipitations.

Suivez maintenant votre respiration avec un compte à rebours depuis 27. En inspirant 27, la lueur qui vous habite augmente. Vous retenez cette énergie quelque instant. En expirant 26, imaginez que vous chassez les nuages gris du ciel. Continuez le décompte avec 25 sur l'inspiration qui vous éclair, rétention et 24 sur l'expire qui vient éclaircir l'azur. Continuez de faire briller ainsi pour faire disparaître le plafond nuageux. Si vous perdez le compte, reprenez simplement à 27. Tout est devenu clair et brillant.

Vous êtes dans une séance de Yoga Nidrâ, gardez la vigilance, résistez à la somnolence.

De légers nuages traversent ici et là, ils sont d'un blanc immaculé et tout moelleux. Vous les regardez attentivement prendre différentes formes. Voyez ces différents objets; un mouton gambadant, un mouton gambadant. Le visage souriant d'un bébé, le visage souriant d'un bébé. Un vase plein d'eau, un vase plein d'eau. La flamme d'une chandelle, la flamme d'une chandelle. Un glaçon en train de fondre, un glaçon en train de fondre. Un coq chantant à l'orée du jour, un coq chantant à l'orée du jour. Un Sage assis en penseur, un Sage assis en penseur. Un palmier sur une île, un palmier sur une île. Une oasis au milieu du désert, une oasis au milieu du désert. Une goutte d'eau tombante, une goutte d'eau tombante.

Une écharpe de couleur se dessine dans le ciel. Visualiser ce bel arc-en-ciel. Détendez-vous. Laissez la grande vague colorée descendre vers vous. D'abord, le rouge qui se concentre pour faire naître la sagesse. Puis, l'orange qui se condense dans le nombril et vient éveiller la connaissance. Le jaune qui vient apparaître dans votre estomac pour réveiller la paix. Le vert qui se fond dans votre cœur et apporte le courage. Le bleu qui remplit votre gorge et améliore votre communication. L'indigo qui fusionne avec votre troisième œil et qui fait ressurgir votre capacité à pardonner. Finalement le violet qui pointe au sommet de votre tête et vous donne la conscience. L'arc-en-ciel se dissout en vous laissant dans un état incomparable de fusion avec le calme.

Vous êtes dans une séance de Yoga Nidrâ, gardez la vigilance, résistez à la somnolence.

Avec toutes ces nouvelles lumières qui vous habitent, vous sentez qu'il est temps de vous rappeler votre Sankalpa invoqué en début de séance. Citez-le trois fois en admettant que celui-ci va se réaliser réellement dans votre propre vie et vous fera devenir une lumière toujours plus flamboyante.

Revenez au contact de votre corps avec le sol, avec les bruits présents dans cette pièce. Remuez vos extrémités et déplacez-vous lentement dans tous les sens. Baillez et étirez vos membres dans la douceur. Revenez dans une position assise et restez dans le silence un moment. C'est la fin de cette séance.

Séance 30 - Au rythme du cœur

Dans une position allongée, vérifier que votre confort est assuré pour maintenir une immobilité. Fermez bien les yeux et prenez conscience du calme qui va progressivement s'installer, sans effort. Ressentez les points de contact de votre corps avec le sol. Talon et sol, mollet et sol, fessier et sol, omoplate et sol, arrière des épaules et sol, tout le dos et sol, arrière des bras et mains avec le sol, enfin, tête et sol.

Écoutez bien tous les bruits autour de vous. Les bruits à l'intérieur de cette pièce, les bruits à l'extérieur de cette pièce. De plus en plus loin, prenez conscience d'un maximum de bruits, sans accorder plus d'importance à l'un de ceux-ci. Revenez maintenant aux bruits les plus près. Ceux qui sont à l'intérieur de vous, en ignorant ceux qui ne vous appartiennent pas. Allez vers la respiration, la digestion, votre cœur.

Vous êtes dans une séance de Yoga Nidrâ, gardez la vigilance, résistez à la somnolence.

Imaginez maintenant qu'à chaque battement de votre cœur, votre corps devient de plus en plus dense. Sentez le poids de chacun des membres ce votre corps prendre toute son importance sur chaque mesure cardiaque. Vous êtes de plus en plus dense et compacte, tout espace vide en vous disparaît. Ressentez maintenant la sensation inverse, la volupté. À chaque battement du cœur, votre corps devient de plus en plus léger. Sentez la légèreté de chacun des membres de votre corps, votre contour devient fluide.

C'est maintenant le moment d'implanter votre résolution. Si votre Sankalpa est semé à l'endroit le plus lumineux de votre cœur, il se réalisera dans votre vie. Votre souhait doit être maintenu dans les séances subséquentes jusqu'à sa réalisation. Clamer-le trois fois de façon positive et convaincue.

Vous êtes dans une séance de Yoga Nidrâ, gardez la vigilance, résistez à la somnolence.

Sentez votre cœur qui bat la mesure. Je nommerai maintenant des parties du corps et à chaque élément désigné, imaginer votre cœur y émettre des pulsations. Côté droit, pouce, 2e doigt, 3e, 4e, 5e, paume, poignet, coude, bras, épaule, poitrine, bassin, cuisse, genou, mollet, cheville, plante du pied, gros orteil, 2e, 3e, 4e, 5e. Puis encore côté droit, 5e orteil, 4e, 3e, 2e, gros orteil, plante du pied, cheville, mollet, genou, cuisse, bassin, poitrine, épaule, bras, coude, avant-bras, poignet, paume, 5e doigt, 4e, 3e, 2e, pouce. Côté gauche, pouce, 2e doigt, 3e, 4e, 5e, paume, poignet, coude, bras, épaule, poitrine, bassin, cuisse, genou, mollet, cheville, plante du pied, gros orteil, 2e, 3e, 4e, 5e. Puis encore côté gauche, 5e orteil, 4e, 3e, 2e, gros orteil, plante du pied, cheville, mollet, genou, cuisse, bassin, poitrine, épaule, bras, coude, avant-bras, poignet, paume, 5e doigt, 4e, 3e, 2e, pouce. Écoutez le cœur qui bat.

Arrière du corps en remontant. Plante des pieds, chevilles, mollets, arrière des genoux, arrière des cuisses, fessiers, coccyx, lombaire, dorsale, costales, omoplates, cervicales, nuque, sommet de la tête. Avant du corps en descendant. Cuir chevelu, front, sourcil, paupières, joues, oreilles, nez, lèvres, menton, cou, clavicules, bras, mains, torse, sternum, abdomen, bas-ventre, jambes, pieds. Tout l'arrière, tout l'avant, l'avant et l'arrière en même temps. Toutes les parties ensemble. Écoutez le cœur qui bat.

Vous êtes dans une séance de Yoga Nidrâ, gardez la vigilance, résistez à la somnolence.

Déplacez votre centre d'intérêt sur votre respiration. À l'inspiration, comptez le nombre de pulsation cardiaque. Lors de l'expiration, utilisez le même nombre de pulsation. Égaliser la longueur de votre inspire et votre expire. Vous ne devez pas faire d'effort et respectez votre propre capacité à respirer. Établissez une harmonie entre vos mouvements d'inspiration et expiration au rythme de vos battements.

Maintenant comptez à l'envers sur chaque mouvement de la respiration, en commençant par 27. En inspirant 27, le rythme de votre cœur ralentit. En expirant 26, imaginez votre cœur devenir plus calme. 25 vous inspirez, le cœur diminue d'intensité, 24 vous expirez, votre cœur se vide de ce qui empêche le calme. Continuez le décompte allégeant le travail de votre cœur et en laissant aller les émotions, souvenirs et les peurs qui le polluent. En cas d'erreur, revenez à 27, sans vous en faire de reproche.

Vous êtes dans une séance de Yoga Nidrâ, gardez la vigilance, résistez à la somnolence.

Vous regardez dans votre cœur et des images y apparaissent. Je vous nomme à tour de rôle ces objets qui le traversent. Une torche qui brûle, une torche qui brûle, le grand canyon désertique, le grand canyon désertique, le grand sphinx d'Égypte, le grand sphinx d'Égypte, un brouillard intense, un brouillard intense, la cime gelée du Mont-Everest, la cime gelée du Mont-Everest, le crépitement d'un feu de foyer, le crépitement d'un feu de foyer, les oies blanches en route vers le sud, les oies blanches en route vers le sud, les nuages colorés au coucher de soleil, les nuages colorés au coucher de soleil, une nuitée grandement étoilée, une nuitée grandement étoilée, le clair de lune éclairant la prairie, le clair de lune éclairant la prairie, un maître yogi en pleine méditation, un maître yogi en pleine méditation.

Portez maintenant votre attention sur le troisième œil, entre les deux sourcils. Amenez plus particulièrement votre concentration à la surface de cette partie du visage. Votre peau y devient plus lisse et délicate. Ressentez que sa sensibilité y augmente au point d'y percevoir les pulsations de votre cœur à cet endroit. Ressentez ce faible mouvement juste sous la peau, entendez le cœur qui y bat. La lumière que vous avez dans votre cœur ressort par ce point entre les deux sourcils. Vous laissez brillez de plus en plus et tout votre être brille de cette aura lumineuse. La lumière au sein de votre cœur est maintenant un feu où tout ce qui est indésirable en vous, vient brûler ce qui vous empêche d'être libre.

Vous êtes dans une séance de Yoga Nidrâ, gardez la vigilance, résistez à la somnolence.

Votre cœur brille de mille feux et il a pleinement l'espace pour que le germe de votre souhait puisse bien s'élever. Rappelez-vous de votre Sankalpa du début. Il a pris place au centre de votre feu intérieur et n'aspire qu'à se réaliser. Appelez-le trois fois à nouveau pour que celui-ci grandisse jusqu'à réalisation.

Ressentez votre corps dans sa globalité. Bougez graduellement votre corps et ressentez à nouveau les battements de votre cœur qui vous rappelle le bonheur de vivre. Comme lors de votre éveil le matin, étirez-vous et prenez une position assise. Prenez le temps de vous remercier pour ces instants magiques.

Séance 31 - L'envol céleste

Préparez-vous pour votre détente en allongeant sur le sol. Couvrez-vous bien d'une couverture et utilisez des appuis sous les genoux et la tête au besoin. Demeurez si possible dans une grande immobilité pour éviter de briser votre calme qui s'installera progressivement. Suivez bien les différents exercices qui permettront à votre esprit de cesser son agitation et rester focaliser sur la détente.

Imaginez-vous en pleine campagne, prêt pour le décollage d'une montgolfière. Vous grimpez dans la nacelle et vous lâchez du lest en faisant tomber par-dessus bord les différents sacs de sable. Entendez au fur et à mesure de votre montée le bruit des oiseaux, du vent ou bien des avions. Choisissez un bruit qui vous est agréable et intensifier celui-ci. Entendez cette harmonie vous envahir, dans ce moment présent.

Vous êtes dans une séance de Yoga Nidrâ, gardez la vigilance, résistez à la somnolence.

Plus le ballon gonflable augmente son altitude, plus le froid se fait sentir. La chair de poule s'affiche sur votre peau et de petits frissons traversent votre échine dorsale. Vous approchez le plafond des nuages et des glaçons ornent le panier et les différents câbles de la nacelle. Sentez le vent glacial qui vous gifle de toute part. Vous traversez les nuages pour vous émerger au-dessus de cet océan cotonneux. Le soleil y est si brillant et chaud, c'est tout votre corps qui profite de cette chaleur agréable. La chaleur inonde toute votre peau. Vous êtes si bien et si confortable avec ce soleil. L'énergie solaire vous habite.

Avec cette énergie qui vous anime de confiance, vous prenez cet instant de calme dans ce firmament pour faire votre souhait, le Sankalpa qui vous permettra de façon claire et positive d'évoluer. Formuler-le dans votre esprit à trois reprises, comme si vous étiez en train de le crier à l'univers tout entier.

Vous êtes dans une séance de Yoga Nidrâ, gardez la vigilance, résistez à la somnolence.

Vous installez un parachute sur vous et vous sautez par-dessus le rebord de la nacelle. Sentez l'air sur les parties du corps que je vais désigner. Pouce droit, 2e doigt, 3e, 4e, 5e, paume de la main, dessus de la main, poignet, avant-bras, coude, bras, épaule, aisselle droite, poitrine, bassin droit, cuisse, genou, mollet, cheville, talon, plante du pied, dessus du pied, gros orteil droit, 2e, 3e, 4e, 5e. Pouce gauche, 2e doigt, 3e, 4e, 5e, paume de la main, dessus de la main, poignet, avant-bras, coude, bras, épaule, aisselle gauche, poitrine, bassin gauche, cuisse, genou, mollet, cheville, talon, plante du pied, dessus du pied, gros orteil gauche, 2e, 3e, 4e, 5e. Arrière des jambes, fesses, dos tout entier, omoplate, cou et tête.

Visualisez vos pieds au bout de vos jambes, voyez le prolongement de vos jambes à votre bassin. Visualisez vos mains au bout de vos bras, voyez le prolongement de vos bras vers le torse. Visualiser votre tronc composé du bassin, du ventre et du torse qui se prolongent vers la tête par la présence du cou. Ressentez toute votre crâne, le front, sourcil droit, sourcil gauche, espace entre les sourcils, œil droit, œil gauche, oreille droite, oreille gauche, joue droite, joue gauche, narine droite, narine gauche, lèvre supérieure, lèvre inférieure, le menton. Toute la tête, le tronc, les bras et les jambes. Tout le corps.

Vous êtes dans une séance de Yoga Nidrâ, gardez la vigilance, résistez à la somnolence.

Vous êtes en suspens dans les airs. Sentez le flot naturel de votre souffle, fixez toute votre attention sur les narines. À l'inspiration, le souffle pénètre et glisse le long des narines avec une sensation de fraîcheur. À l'expiration, le souffle ressort avec la chaleur. Continuez à ressentir sur chaque respiration. Maintenant les deux souffles se rencontrent, en un point entre les sourcils à la fin de l'inspiration juste avant le mouvement d'expiration. Les deux souffles partent de ce même point. C'est la respiration conique. Suivez le dessin du souffle par les sensations, prenez la conscience de la profondeur du ciel.

Vous continuez votre longue chute avec votre parachute. Changer votre attention sur la région de l'abdomen. Votre estomac se soulève et s'abaisse doucement et dans une stabilité du rythme de la respiration. Synchroniser le mouvement du ventre et du souffle. Ajoutez un compte à rebours de vos respirations. 27 le nombril se soulève, 26 il s'abaisse. 25 le ventre s'élève, 24 il redescend. Continuez jusqu'à 1. Restez concentré sur le compte et le mouvement. Où que vous en soyez, laissez tomber votre compte et l'observation de la respiration, revenez à un souffle normal et observer l'immensité du ciel.

Vous êtes dans une séance de Yoga Nidrâ, gardez la vigilance, résistez à la somnolence.

Vos harnais cèdent et vous accélérez votre descente, en pleine chute libre. Comme si vous alliez vers votre mort, vous voyez un film qui défile dans votre esprit, une séquence d'image se succédant à tour de rôle. Un volcan actif crachant ses flammes, un deltaplane dérivant au gré du vent, des nuages voluptueux en douce dérive, une averse déversant tous ses eaux, l'océan déchaîné avec de haute vague, une plage qui s'étend sur des kilomètres, une comète qui traverse le ciel, la lune avec ses monts et crevasse.

Vous vous abandonnez complètement et reprenez confiance en vous. La peur de la mort s'efface subitement. Par le pouvoir de votre volonté vous arrivez maintenant a contrôlé votre chute, vous planez et même vous volez par où votre esprit veut vous mener. Voyager au-delà de l'étendue du paysage, passer au-dessus des villes, des campagnes et des forêts. Conscientisez votre vitesse qui augmente ou diminue, accélérez ou encore papillonnez au gré de votre intention. Entendez le vent siffler dans vos oreilles, vos cheveux s'agiter dans le vent. Sentez bien cette allure à laquelle vous voyager. Voyez le soleil qui s'abaisse à l'horizon. Diminuer doucement votre vitesse pour venir atterrir vers votre descente finale.

Vous êtes dans une séance de Yoga Nidrâ, gardez la vigilance, résistez à la somnolence.

Vous arrivez en toute sécurité sur terre et vous savez désormais que rien ne vous est impossible. Vous vous rendez compte que c'est le temps de faire votre souhait à nouveau étant donné la force qui vous anime. Dictez à trois reprises votre Sankalpa et ayez confiance en vous tout comme dans sa réalisation.

Amplifier votre respiration et commencer à faire de petits mouvements. Prenez bien votre temps et ouvrez les yeux que lorsque vous serez prêt à revenir en position assise. Prenez le temps de sourire et d'apprécier ce que la vie vous apporte, toute expérience est là pour vous faire grandir et évoluer.

Séance 32 - La fontaine de lumière

Préparez-vous pour cette séance en prenant une position étendue au sol et parfaitement à l'aise. Une fois recouvert pour conserver la chaleur et définitivement installé, restez immobile le plus possible jusqu'à la fin de la séance. Fermez les yeux et laissez la détente descendre de la tête jusqu'aux orteils.

Imaginez-vous en pleine campagne, vous marchez le long d'un sentier sinueux. La faune est abondante et les bruits qui vous parviennent sont multiples. Vous marchez et cette cacophonie se manifeste en même temps, vos oreilles vibrent devant tant de sons. Vous continuez de marcher encore et encore.

Vous êtes dans une séance de Yoga Nidrâ, gardez la vigilance, résistez à la somnolence.

Cette longue marche fut assez éprouvante physiquement et vous ressentez maintenant courbature et engourdissement. Vos pieds sont meurtris et remplis d'ampoules. La douleur est fort désagréable et le malaise se ressent dans tout votre corps. Vous arrivez en face d'une fontaine, celle-ci est porteuse de d'énergie et une aura particulière l'entoure. Vous y trempez doucement les mains et le visage. Vous sentez que cette eau nettoie toutes vos tensions et vous redonne de la vigueur. Vous y nettoyez tout le reste de votre corps et toutes vos douleurs disparaissent ainsi que l'état de fatigue. Cette eau vous a permis d'être nourri de tout vous être pour être au meilleur de votre forme physique et morale.

Vous jetez de la monnaie dans la fontaine et vous pensez à un souhait d'une grande valeur pour vous. Vous buvez l'eau de la fontaine et celle-ci vous nourrit d'une conviction sans faille en votre souhait. Formulez trois fois votre sankalpa en pleine conscience et dans une confiance infaillible en sa réalisation.

Vous êtes dans une séance de Yoga Nidrâ, gardez la vigilance, résistez à la somnolence.

L'eau que vous avez bue dans la fontaine vous donne relâchement et détente dans les membres de votre corps. Commencez par la main droite, pouce, index, majeur, annulaire, auriculaire, avant-bras, coude, bras, épaule, aisselle et redescendez vers la poitrine, hanche, cuisse, genou, mollet, cheville, talon, plante du pied, gros orteil, 2ème orteil... jusqu'au 5ème. Suivez ensuite le même parcours en continuant par la main gauche, pouce, index, majeur, annulaire, auriculaire, avant-bras, coude, bras, épaule, aisselle et redescendez vers la poitrine, hanche, cuisse, genou, mollet, cheville, talon, plante du pied, gros orteil, 2ème orteil... jusqu'au 5ème. Ressentez tout l'avant du corps relâché et détendu. Tout l'avant du corps.

Prenez conscience du bassin, reins, lombaires, dorsales, costales, cervicales. Allez vers l'omoplate droite puis l'omoplate gauche ainsi que tout le dos. Prenez acte de votre bas-ventre, de votre ventre, remonter jusqu'à la partie creuse de l'estomac et remontez vers la poitrine, remontez vers le cou, la nuque, la tête et le front. Orientez votre pensée vers le visage, yeux, oreilles, joues, nez, bouche et menton. Toute la tête, tout le tronc, les jambes, les bras, le côté gauche, le côté droit, tout le corps, tout le corps.

Vous êtes dans une séance de Yoga Nidrâ, gardez la vigilance, résistez à la somnolence.

Laissez votre attention aller vers l'inspiration qui amène la lumière du soleil vers vous, à partir du sommet de votre tête. Inspirez profondément cette lumière apaisante qui descend jusqu'à votre gorge et qui vous invite à vous détendre. La douce luminosité envahie le centre de votre poitrine lors du prochain inspire. Chaque inspiration remplie votre thorax de ce soleil. Amener maintenant votre attention vers l'expiration qui pompe l'énergie de l'eau vers vous, à travers vos pieds. Expirez longuement cette fontaine d'énergie qui monte jusqu'à dans vos jambes et qui vient les détendre. La sublime énergie de cette eau pure se répand dans tout votre bassin. Lumière et énergie nourrissent le centre de votre cœur.

Vous êtes en harmonie avec l'énergie de cette fontaine d'eau et de lumière. Comptez maintenant vos respirations à l'envers en commençant par 27. 27 vous inspirez, l'énergie du soleil continue de se déposer dans votre cœur. 26 vous expirez, l'énergie de la fontaine monte jusqu'à votre cœur. 25, inspire, la chaleur des rayons du ciel vous remplient complètement. 24, expire, la fraîcheur de l'eau de la terre vous inondent entièrement. Continuez le décompte à votre rythme en laissant le ciel et la terre se refléter dans votre cœur. Si vous échapper le compte, reprenez à 27. Vous êtes lumière et énergie pure.

Vous êtes dans une séance de Yoga Nidrâ, gardez la vigilance, résistez à la somnolence.

Vous êtes une fontaine jaillissante de lumière, qui irradie dans tout l'univers, vous rayonnez dans toutes les directions, unis à l'univers. Tel un kaléidoscope, des images s'affichent un peu partout autour de vous. Voyez une fleur de lotus rouge, les feuilles d'automne orange, un œuf d'or jaune, un champ de trèfles vert, un merle bleu qui chante, un ciel indigo en fin de soirée, un petit lièvre blanc. Continuer de voir un foyer rouge et chaleureux, un vase orange remplie d'eau, un bourdon jaune qui butine, une forêt de sapin vert, un lac d'un bleu intense, une pierre azurite indigo, une étoile blanche brillant dans le ciel.

Imaginez un jet d'énergie amoureuse sortant de votre cœur, cette lumière merveilleuse tout autour vous. Cet étincellement d'amour se répand de façon accélérée dans tout l'espace où vous êtes présentement. Telle une fontaine d'une puissance inégalée, vous répandez votre lueur dans toute la ville. Votre illumination du cœur s'étend maintenant à toutes les villes et villages de la région. La lumière voyageant rapidement forme une immense fontaine qui vient nourrir la province, le pays, le continent et vas au-delà des frontières et des océans, vers la terre entière. La terre est maintenant entourée d'une grande énergie blanche et pure qui la protège, qui amène une énergie de paix et d'amour.

Vous êtes dans une séance de Yoga Nidrâ, gardez la vigilance, résistez à la somnolence.

Il est temps de faire appel à votre souhait pour une seconde fois, tel que vous l'avez formulé au début. Dites intérieurement bien haut votre Sankalpa. Avec confiance vous croyez en sa réalisation.

Ramener votre conscience à la surface et commencez graduellement à activer votre corps en débutant par vos extrémités. Bougez vos orteils et les doigts, vos chevilles et vos poignets, vos jambes et les bras, votre tête et le cou. La séance se terminera quand vous ouvrirez les yeux et que vous vous serez assis.

Séance 33 - La force du vent

Confortablement installé au sol, bras et jambes non croisées, le dos aligné avec la tête dans son prolongement. Respirez profondément et à chaque expiration laissez tomber l'arrière du corps vers le sol. Sur chaque mouvement du souffle, voyez les tensions quitter votre corps et le calme arriver.

En plein milieux d'un champ d'automne, l'orge dorée vague d'un côté à l'autre effleuré par le vent. Imaginer le bruit de la brise faisant bouger avec harmonie cette belle prairie d'or. Une rafale vient aussi siffler près du lobe de vos oreilles. Il n'y a que le vent qui nourrit votre sens de l'ouïe et vous êtes bercé par son allégresse et sa profondeur. Le souffle de la nature balaye la clairière et vous chante son opéra.

Vous êtes dans une séance de Yoga Nidrâ, gardez la vigilance, résistez à la somnolence.

Souvenez-vous d'un moment où l'air qui venait à vos narines était insupportable. Que vous suffoquiez et que vous trouviez que la senteur était infecte. Même la toux ne pouvait empêcher cette pollution de vous envahir. Ce moment est derrière vous, car l'ai ici y est si frais et si pur. Sans allergène ou irritant, cet air poussé par le vent, n'est que pure énergie. Ce cadeau du moment présent n'est pas uniquement offert à votre sens de l'odorat, il agit sur tout votre corps. L'ensemble des cellules qui vous habitent sont revivifiées par ce vent. L'oxygène dans sa pureté la plus simple, qui simplement, vient vous rendre visite.

La vigueur du vent vous inspire grandement et vous vivez cet instant dans l'espoir de réaliser vos aspirations. Dans cet instant présent, prenez note de votre souhait principal, qui est celui qui vous permettra de mieux vous réaliser. Réciter ce sankalpa à trois reprises avec grande conviction.

Vous êtes dans une séance de Yoga Nidrâ, gardez la vigilance, résistez à la somnolence.

Le vent tourbillonne autour de vous en descendant. Sentez-le caresser les différentes parties du corps nommés. Sentez le vent sur le dessus de la tête et le cuir chevelu, le front et l'arrière de la tête, les sourcils et les paupières, le nez et les narines, les joues et les oreilles, la commissure des lèvres quand elles se touchent, le menton et les mâchoires, tout le visage. Sentez le vent sur le cou et la nuque, la poitrine et les omoplates, le bras droit et le bras gauche, les mains et les paumes, sentez la pointe des doigts, le ventre et le nombril, les reins et les fesses, la jambe droite et la jambe gauche, les pieds puis le bout des orteils. Sentez le tourbillon tout autour du corps, tout le corps dans une union avec le vent.

La mini tornade repart de plus belle, dans toute sa légèreté depuis le bas. Toute la jambe droite, toute la jambe gauche, les deux jambes ensemble, tout le bras droit, tout le bras gauche, les deux bras ensemble, toute la tête, tout le dos, toute l'arrière du corps, tout l'avant du corps, l'arrière et l'avant ensemble, Allez à l'intérieur et remplissez le corps de vent de fraîcheur, le corps tout entier, des plantes des pieds jusqu'au sommet de la tête, le corps devient un tout avec le vent, en restant dans la douceur et le calme.

Vous êtes dans une séance de Yoga Nidrâ, gardez la vigilance, résistez à la somnolence.

Portez votre attention sur votre souffle. Voyez comment la caresse de votre souffle aère tout votre corps. Votre respiration est comme le vent avec son mouvement de va-et-vient. Sur l'inspiration les clavicules, le torse et le ventre se soulève. Sur l'expiration, le ventre, le torse et les clavicules redescende. Faites enter en vous ce vent d'énergie lors de l'inspire. Redonner à la terre l'énergie lors de l'expire. Vous êtes en symbiose avec le vent de cette terre, vous le recevez, vous lui redonnez. Continuez quelque instant cette grande valse qui permet à la vie de se maintenir en ce moment, qui vous permet de vivre.

Le vent de votre respiration continue son éternel mouvement énergétique. Vous allez maintenant faire un bref moment de pause, après chaque inspiration et expiration. Tentez d'égaler ces différentes phases du souffle. En partant de 27, comptez vers zéro ces mouvements de la respiration. 27 vous inspirez, le vent entre et descend vers le bas. 26 vous retenez cette énergie qui tourbillonne en vous. 25 vous expirez, le vent ressort vers le haut. 24 vous vivez ce vide qui vous habite un instant. Continuez selon votre propre rythme de compter vos respirations et en égalant le temps entre les différentes phases. Vivez le vent de la respiration dans la détente et l'appréciation de cette énergie qui vient et repart.

Vous êtes dans une séance de Yoga Nidrâ, gardez la vigilance, résistez à la somnolence.

Le vent est présent en vous et dessine dans le voile de vos pensées, des images qu'il vous souffle en séquence. Une girouette perchée sur un toit, des enfants courant avec des cerfs-volants, les feuilles agitées d'un pommier, un voilier en mer, des ballons de fête qui s'envolent, les ailes étendues d'un aigle, des clochettes sonnantes accrochées sur le balcon, Don Quichotte devant un moulin, la crinière d'un cheval en course, une grande porte refermée par un courant d'air, une épée brandie vers le ciel.

Vous prenez contrôle de votre vent intérieur et vous en décupler son intensité. Vous soufflez hors de vous vos peurs et vos doutes, vous expulsez vos souffrances répétitives, vous vous libérez de vos dépendances. La tempête s'intensifie et vous exprimez les non-dits, vous vous délivrez des souvenirs traumatisants du passé, vous relâcher vos mauvaises habitudes et vos manies. C'est un typhon qui bourdonne dans tout votre être et vous chassez tout sentiment de honte et de culpabilité, délogez les erreurs d'antan et évincez au loin vos connaissances fausses et vos répulsions. La tempête se calme et une douce brise sommeille en vous, laissant votre intérieur vide de toute turbulence et de dérangement. Vous êtes dans une séance de Yoga Nidrâ, gardez la vigilance, résistez à la somnolence.

Cette énergie du vent vous guide une seconde fois vers votre souhait profond de changement. Ici et maintenant repenser à la formulation de votre sankalpa du début. Prononcez-le depuis les profondeurs de votre être trois fois. Soyez persuadé de sa réalisation dans votre vie et persévérez dans l'assurance.

Reprenez contact avec le bonheur du moment présent dans le mouvement. Revenez dans cette pièce où vous avez débuté cette séance. Vous activez le mouvement de votre corps et lentement dans un état d'éveille, replier et allonger vos doigts et vos orteils, plier vos poignets et vos chevilles. Plier vos genoux et vos coudes et ramener vos jambes vers votre abdomen. Bercez-vous et rouler sur le côté. Ouvrer les yeux et assoyez-vous en silence.

Séance 34 - N'y voir que du feu

Prenez les articles dont avez besoin pour rester au chaud et être confortable. Étendu en position de Shavasana, Ayez le dos bien droit, les pieds étant écartés et les bras à l'écart de votre corps. Votre corps se détend et s'immobilise. Laissez vos soucis loin d'ici, n'écoutez que ce que le moment présent propose.

Imaginez une campagne en plein hiver, vous être assis prêt des bûches brûlantes. Le bois crépite sous les flammes tranquillement. Le son des branches sèches qui se consument vous calme et rend ce moment si paisible. Des nomades passant par ici viennent vous saluer et animent progressivement la soirée. Les intonations de joie et d'amour se font entendre à travers la fête. Vous entendez même chantez les gens dansant autour du feu. Puis, les gens repartent, le feu s'éteint et le silence s'installe à nouveau.

Vous êtes dans une séance de Yoga Nidrâ, gardez la vigilance, résistez à la somnolence.

La neige se met à tomber et le froid s'installe. Vous décidez de partir à la recherche d'un gîte avant que le refroidissement ait le dessus sur vous. Le vent se lève et votre parcours devient de plus en plus ardu. Vous grelottez, mais vous savez que vous devez trouver un endroit pour vous abriter. Glacé, vos yeux s'écarquillent quand vous apercevez une cabane. Une fumée blanche indique qu'un poêle y est certainement en fonction. Vous entrez en courant et rapidement vous approcher de la fournaise qui vous réchauffe assurément. Assis devant cette source de chauffage, vous profiter de la chaleur du feu.

Ce moment de quiétude qui vous est offert par le feu vous fait réfléchir à vos désirs, un désir qui vous permettra d'aller chercher le meilleur de vous-même. Manifester en vous ce sankalpa trois fois.

Vous êtes dans une séance de Yoga Nidrâ, gardez la vigilance, résistez à la somnolence.

Une brise entre dans la cabane et agite le feu devant vous. Imaginez la braise flotter vers vous et entrer par vos narines, les fosses nasales, les cavités de vos sinus et passer par votre troisième œil, faire le tour à l'intérieur de votre crâne et descendre par la nuque, les cervicales, les dorsales, les lombaires et jusqu'au bas de votre coccyx. À cet endroit réside un serpent de feu, nommé la Kundalini. C'est la source de votre énergie qui tourbillonne et qui s'éveille en cet instant présent. Elle remonte tout le long de votre dos en passant par vos reins, vos côtes, vos omoplates, vos épaules, dans tout votre dos, dans votre tête, dans votre bras droit, ensuite dans votre bras gauche. Dans tout votre corps, tout partout.

Vous ressentez ce feu énergétique, dans tout votre corps, qui remonte, dans les orteils des deux pieds, les chevilles, les deux genoux, les deux cuisses, l'aine droite, l'aine gauche, les deux aines, la hanche droite, la hanche gauche, la poitrine à droite, la poitrine à gauche, la clavicule à droite, la clavicule à gauche, les deux clavicules, le cou, le menton, les deux lèvres, les deux narines, les deux oreilles, les deux joues, les deux yeux, les deux sourcils, l'espace entre ces deux sourcil, le front et le sommet de la tête.

Vous êtes dans une séance de Yoga Nidrâ, gardez la vigilance, résistez à la somnolence.

Concentrez-vous mai Concentrez-vous maintenant sur le soleil, qui est le symbole originel de chaleur et de feu. Inspirez profondément et permettez à cet astre de feu de laisser une parcelle s'en détache et venir rejoindre votre poitrine. Expirez intensément et laissez la balle enflammée pénétrer par votre plexus solaire. Inspirez à nouveau pour activer le feu de l'amour, formé dans votre cœur. Expirez encore pour que la flamme envahisse votre corps tout entier d'amour inconditionnel. Inspirer pour que l'amour vous envahisse, expirer, pour distribuer votre amour vers les autres sans condition. Continuez à votre propre rythme cette respiration de feu qui vous transforme en amour pur. Activez en vous le vrai Amour.

En portant à nouveau votre regard vers le soleil, voyez une autre sphère incandescente s'en échapper et venir en direction de votre ventre. En prenant le nombre 27 et le diminuant sur chaque phase de la respiration, utilisez ce feu pour vous purifier. 27, vous inspirez, le feu s'embrase dans votre estomac. 26 vous expirez, les déchets physiques, émotionnels et mentales accumulés brûlent. 25, inspirez, nourrissez le feu pour qu'il devienne plus fort, 24, expirez, voyez comment ce qui est indésirable en vous disparaît Tout ce que vous ne voulez plus portez et qui vous habite encore se brûle. Respectez votre propre cadence de respiration en continuant le décompte. Laissez Agni qui représente le feu au centre de votre abdomen, utiliser son potentiel de destruction. En cas d'oubli, le compte se fait à nouveau à partir de 27.

Vous êtes dans une séance de Yoga Nidrâ, gardez la vigilance, résistez à la somnolence.

Le soleil s'intensifie et brûle dans votre esprit des images, les unes après les autres. Focalisez chacune d'elle tout en restant concentré. Un dragon bien endormi, un forgeron chauffant son métal, un volcan en attente d'exploser, un chandelier allumé dans le noir, un phénix de feu en plein vol, un tapis épais devant le foyer, la foudre qui s'abat dans la tempête, un potage en pleine cuisson, un cœur tout feu tout flamme, un soufflet activant une fournaise, un train à vapeur en route, une flammèche s'échappant d'un bûché, des étoiles allumées dans la nuit, la fumée d'une cheminée, un coureur transportant la flamme olympique, les braises encore fumantes en pleine nuit de camping, la flamme d'une bougie.

Visualisez-vous en posture de méditation devant une bougie, dans un endroit sombre, calme et tranquille. Imaginez vos yeux qui s'ouvrent et centrez le regard sur le centre de la flamme, sans cligner des yeux. Les yeux sont légèrement écarquillés. Fixez ainsi la flamme jusqu'à l'apparition de larmes. Puis, fermez les yeux et étalez les larmes, avec la base de la paume des mains, autour des yeux. Répétez le processus en augmentant graduellement les périodes de fixation.

Vous êtes dans une séance de Yoga Nidrâ, gardez la vigilance, résistez à la somnolence.

Vous brûlez d'envie de formuler votre souhait, énoncé en début de séance, pour une seconde fois. Utilisez la puissance du feu pour trouver la force et l'assurance de dicter votre Sankalpa à trois reprises.

Abordez maintenant le retour doucement, tranquillement. Ramenez votre attention sur le monde extérieur. Bougez votre corps lentement et préparez-vous à vous relever doucement. Ne vous pressez pas, rien ne presse, gardez les yeux fermés, ne les ouvrez que lorsque vous vous sentirez prêt.

Séance 35 - La lumière venue d'ailleurs

Allongez-vous maintenant de tout votre long sur le sol, la paume des mains vers le ciel et les pieds tombants vers l'extérieur. Respirez consciemment, pendant quelques instants et sans forcer le rythme. Sentez qu'à chaque mouvement du souffle vous percevez davantage le poids et la densité de votre corps, d'une façon agréable et tout à fait confortable. Permettez-vous de vous détendre davantage en chassant de votre esprit les pensées troubles. Vous faites simplement le vide et vous rapprocher de la quiétude.

Prenez conscience des bruits extérieurs, des bruits les plus lointains. Maintenant, prenez conscience des bruits les plus proches, de ce qui se passe dans cette salle, seulement savoir qu'ils sont là et font partie du décor. Allez encore plus près en faisant le voyage dans votre intérieur. Percevez les bruits provenant de votre corps, autant ceux de la respiration, la digestion ou de vos pulsations, faites-y bien attention.

Vous êtes dans une séance de Yoga Nidrâ, gardez la vigilance, résistez à la somnolence.

Tout est sombre et comme dans un vieux film, la couleur est absente. À peine un peu de noir et de blanc, Tout est à la fois terne et triste. Vous ressentez cette atmosphère lourde, au point d'en souffrir physiquement ou moralement. Au loin, une boule multicolore se dirige vers vous. Cette boule teintée venue d'ailleurs apporte avec elle l'ensemble des couleurs. Vous ressentez la joie de vivre devant toutes ces couleurs qui dansent autour de vous et à l'intérieur de vous, intensément.

Un trait lumineux violet rejoint le sommet de votre tête pour vous aider à prononcer mentalement votre Sankalpa, votre souhait personnel. Utilisez la lumière pour définir soigneusement votre résolution, pour lui donner toutes les chances qu'elle se réalise dans votre vie, Dites-le trois fois dans la conviction.

Vous êtes dans une séance de Yoga Nidrâ, gardez la vigilance, résistez à la somnolence.

Passez à la paume de la main droite, le poignet, l'avant-bras, le coude, le bras, l'épaule et l'aisselle. Puis redescendez vers la taille droite, la hanche droite, la cuisse, le genou, le mollet, la cheville, le talon, la plante du pied, chacun des cinq orteils du pied droit. Continuez avec la main gauche, le pouce, l'index, le majeur, l'annulaire et l'auriculaire. Passez à la paume de la main gauche, le poignet, l'avant-bras, le coude, le bras, l'épaule et l'aisselle. Puis redescendez vers la taille gauche, la hanche gauche, la cuisse, le genou, le mollet, la cheville, le talon, la plante du pied, chacun des cinq orteils du pied gauche.

Faites circuler des filaments lumineux blanc dans les voûtes plantaires, le dessus de vos pieds, les talons, les chevilles, les mollets, les genoux, les cuisses, les hanches, le bassin, les fesses, la colonne vertébrale, le dos, le ventre, le plexus solaire, la poitrine, la cage thoracique, le cou, la gorge, les épaules, les bras, les coudes, les avants bras, les poignets, les mains, les doigts, la tête, le crâne et le visage. La lumière est dans les articulations, la musculation, vos fonctions organiques, tout le corps, tout le corps.

Vous êtes dans une séance de Yoga Nidrâ, gardez la vigilance, résistez à la somnolence.

Un rayon indigo vient se poser entre vos deux sourcils, à l'emplacement du troisième œil. Progressivement faites entrer le rayon millimètre par millimètre à l'intérieur de la tête. Sur l'inspiration, le rayon entre un peu plus loin, sur l'expiration il repart. Sur le prochain inspire, laissez le rayon allez un petit peu plus à l'intérieur. Sur l'expire, laisser le rayon s'éloigner. Continuez de suivre le souffle jusqu'à ce que le rayon entre au centre de votre cerveau. Le rayon et votre souffle sont dans une valse qui les emporte dans un flot d'énergie continuel et perpétuel de va-et-vient. Vous êtes devenu lumière.

Un reflet bleu vient illuminer votre gorge et allonger vos respirations. Maintenant vous allez compter à l'envers depuis 27 sur chaque mouvement du souffle, à l'inspire et à l'expire. À l'inspiration mentalement prononcé 27, à l'expiration prononcez 26. La lumière bleutée entre par votre gorge, 25, elle en ressort avec 24. Continuez ainsi sans vous tromper, dans un tempo qui vous est propre, jusqu'à zéro. Ressentez le souffle être de plus en plus long, sentez l'air qui caresse votre gorge longuement.

Vous êtes dans une séance de Yoga Nidrâ, gardez la vigilance, résistez à la somnolence.

Un faisceau lumineux vert s'introduit dans votre cœur et y trace des images maillées les unes aux autres. Un prisme de cristal diffusant plein de nuance, un soleil brillant sur la plage, des lucioles dansantes en pleine nuit, un lac gelé aux milles éclats, les lumières de la ville vue de loin sur une colline. Le phare d'un train roulant dans un tunnel, un cadran solaire d'un temple Maya, une soirée criblée de perséides, un spectacle de feux d'artifices, une rose s'ouvrant au lever du soleil, un phare éclairant un bateau dans la brume, Sentez l'amour dans votre cœur envers l'ensemble de la diversité de ce monde.

Un éclat jaunâtre vrille vers le plexus solaire. Imaginez maintenant un petit soleil qui pointe dans votre cœur. Visualisez cet astre illuminé qui se déploie très délicatement dans tout votre corps, en le remplissant peu à peu. Votre corps physique devient de plus en plus lumineux et rayonnant. Ce rayonnement dépasse les limites de votre chair et vous entoure comme un cocon lumineux et protecteur. Vous êtes entouré de cette sphère protectrice. Cette boule jaune est si puissante qu'elle vous protège de toute attaque extérieure et expulse tout ce qui peut vous nuire au plus profond de vous. Percevez toutes vos émotions sombres s'effacer devant cette lumière jaune.

Vous êtes dans une séance de Yoga Nidrâ, gardez la vigilance, résistez à la somnolence.

Un rayonnement orangé est reconduit à votre ventre. Vous avez ainsi votre souhait mis en évidence par cet orange. C'est ainsi que pour une seconde fois vous allez retrouver la formulation initiale de votre Sankalpa. Dites-le donc à nouveau à trois reprises en y mettant toute votre courage et en étant convaincue de sa réussite.

Une dernière couleur rouge émerge de votre zone pelvienne. La lumière éclaire tout votre corps que vous allez bouger doucement en toute conscience. Mains et pieds, pour débuter, poignets et chevilles par la suite, genoux et coudes. Prenez plaisir à regarder ce qui vous entoure et venez-vous asseoir.

Séance 36 - La contré des nuages

Allez au sol en vous couvrant bien des talons jusqu'au menton. Vous devez être allongé en étant complètement immobile sur le dos si c'est possible. Tentez de maintenir votre attention fixée sur le corps totalement figé. Vos yeux se referment, mais vous devez rester dans la vigilance, ne vous endormez pas. L'expérience et les ressentis du moment présent devrait être votre seule préoccupation. Calme et détente vous attendent, chaque étape étant un moment paisible d'approfondir le relâchement.

Suivez en toute simplicité les bruits les plus éloignés de vous. Laissez les sons atteindre vos oreilles tout en vous détachant de ceux-ci. Repérez-les uns après les autres. Portez votre écoute et votre curiosité sur l'un de ceux-ci et passez à un autre. Ayez une égale attention sur chacun d'eux. Continuez avec des sons de plus en plus près. Prenez acte de leurs présences, sans que ceux-ci viennent vous troubler. Laissez passer ces sons dans votre esprit, comme de simples nuages, qui circulent dans le vaste ciel.

Vous êtes dans une séance de Yoga Nidrâ, gardez la vigilance, résistez à la somnolence.

Vous êtes comme dans un rêve, dans une plaine brumeuse, allongé et le regard vers le ciel. Le ciel est vaste et inspire la sérénité. Collez-y votre conscience et faite comme si votre esprit était à son image, complètement libre, dépouillé de toute pensée. Un nuage se pointe de temps à autre, mais repart aussitôt. Laissez maintenant le ciel se remplir de nuages et à l'aide de votre index, colorez-les de la couleur de votre choix. Idéalement pour invoquer le calme, faite appel à un nuage bleu, vert ou indigo.

Inspiré par la force de votre conscience, vous puisez dans votre cœur pour y trouver un vœu porteur de vie qui vous inspire. Il se doit d'être positif, clair et personnel. Écrivez dans les nuages colorés, votre Sankalpa à trois reprises pour qu'ils deviennent l'élément dans lequel vous y plongez votre conviction.

Vous êtes dans une séance de Yoga Nidrâ, gardez la vigilance, résistez à la somnolence.

Les nuages descendent maintenant vers vous. Ils vous enveloppent de la tête jusqu'aux pieds d'une couche cotonneuse. La couleur que vous avez prise, pour peindre les nuages, va maintenant déteindre sur la surface de votre peau, chaque partie nommée à la fois. Le bout des doigts, le dessus des mains, l'épiderme de vos bras, les plis de vos coudes, les reliefs de vos épaules, la superficie de votre torse et vos omoplates, les creux et monts de votre ventre et de votre dos, la rondeur de vos cuisses, la surface de vos genoux, l'étendue du reste des jambes, tout le tour de vos pieds, l'extrémité de vos orteils. Ressentez votre peau à l'avant et à l'arrière. Tout le corps est rempli de la couleur choisie au départ.

Continuez d'appliquer sur votre peau, la couleur que contient le nuage. La texture de vos cheveux, les plis de votre front, la délicatesse de vos paupières, les lignes de votre nez, les traits de vos oreilles, la courbure de vos joues, le dessin de vos lèvres, la commissure de ceux-ci, le rebord du menton. Tout le visage devient lisse et brillant dans la couleur de prédilection. Le moindre recoin de votre visage est dans une souplesse et une élasticité témoignant de votre détente. Tout votre faciès est décontracté.
Vous êtes dans une séance de Yoga Nidrâ, gardez la vigilance, résistez à la somnolence.

A chaque cycle de votre respiration, voyez de nouveaux nuages se former. Ils se matérialisent dans leur propre taille, leur poids et délimitation. Conscient de l'amplitude croissante de la respiration, sa vigueur augmente amplement la densité nuageuse sous votre création. Chaque inspiration vous apporte une nouvelle énergie que vous utilisez pour créer ce ciel moutonneux et calme. Vous décidez maintenant de prendre quelques instants pour souffler sur ces nuages. Cette formation couvrant le ciel contient tout ce qui est indésirable pour vous. Sur chaque expiration, soyez conscient qu'ils partent très loin de vous, maintenant et là-bas. Portés par votre souffle qui s'allonge, les nuages se dissoudront dans l'air, au loin.

Sur un compte à rebours commençant à 27, utiliser chaque nombre et votre respiration pour vous élever dans le ciel. Vous inspirez, 27 et la gravité s'atténue. Vous expirez, 26 et vous devenez plus léger. Inspire 25, la terre relâche son emprise, Expire 24, vous êtes de plus en plus éthéré. Continuez selon votre propre rythmique respiratoire, en vous approchant de plus en plus près des nuages, calmement.

Vous êtes dans une séance de Yoga Nidrâ, gardez la vigilance, résistez à la somnolence.

Vous être maintenant dans la contré des nuages, ici y réside un village qui flotte et se déplace lorsque le vent souffle. Ses habitants se nomment les nuageois, ils vivent dans les nuages et se nourrissent que de joie. Un de ceux-ci vous accueille et vous montre les merveilles qui vous entourent. Des moutons dormant en groupe, des moutons dormant en groupe. Un nid douillet de plumes d'oie, un nid douillet de plumes d'oie. Un pommier éternellement garni de fleurs, un pommier éternellement garni de fleurs. Une déesse vêtue de sa robe blanche, une déesse vêtue de sa robe blanche. Des guimauves rondes et moelleuses, des guimauves rondes et moelleuses. Une colombe se baignant dans une rivière, Une colombe se baignant dans une rivière. La lune dans un sourire cyclique, La lune dans un sourire cyclique.

Le nuageois vous offre de vous installer dans un sofa ouaté et confortable. Il couvre votre tête de ses mains et échange avec vous la joie qui l'habite. Votre esprit s'atténue et les mauvais souvenirs se retirent pour laisser place à des moments de bonheur que vous avez vécu. La béatitude que vous offre la vie immerge entièrement votre conscience. L'exaltation d'être simplement dans le moment présent prend le dessus. Le bonheur est là simplement parce que vous en prenez acte, avec calme et détente.

Vous êtes dans une séance de Yoga Nidrâ, gardez la vigilance, résistez à la somnolence.

Un petit nuage vous ramène vers la terre. Durant la descente, vous revenez sur le désir formulé en début de séance. Soufflez votre Sankalpa trois fois, comme un secret livré à l'univers. Tous les éléments se mettent alors en place pour permettre la réalisation de vos aspirations les plus profondes.

Observez le calme de votre respiration, votre visage est souriant. Commencez à réveiller votre corps, en bougeant vos pieds, vos mains, tournez lentement la tête de droite à gauche, de gauche à droite. Étirez votre corps dans tous les sens, comme le matin lors du réveille, prenez le temps d'installer un sourire.

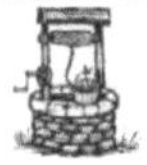

Séance 37 - Le puits profond

Préparez-vous en prenant une position confortable sur le plancher, jambes et bras allongés, les paumes des mains orientées vers le ciel, les pieds tombant vers l'extérieur. Laissez s'affaisser vos muscles les uns après les autres vers le sol. Le relâchement prend toute sa place pour laisser les tensions fondre et se dissoudre, les unes après les autres. Fermez vos yeux et laissez votre esprit se vider de ses pensées, les unes après les autres. La tranquillité prend toute sa place, les tumultes de la vie s'éloignent progressivement. Devenez imperturbable, ne laissez absolument rien briser ce cadeau que vous êtes en train de vous offrir; Être en contact qu'avec vous-même, la personne la plus importante de votre vie.

Vous vous visualisez marchant dans un sentier désert, divisant en deux un champ de blé doré. La chaleur est torride et l'absence de brise rend votre promenade silencieuse. Aucun son ne vient briser cet instant de quiétude. Vous progressez dans ce mutisme de la nature. Vous arrivez à un puits surélevé, bordé d'une armature métallique. Penchez-vous au-dessus du puits et murmurez votre nom. Écoutez bien la résonance du son. Recommencez à plusieurs reprises en amplifiant l'intensité de votre voix et de l'écho.

Vous êtes dans une séance de Yoga Nidrâ, gardez la vigilance, résistez à la somnolence.

Un seau en bois est attaché à une corde de chanvre passant autour d'une poulie. Vous saisissez le bout du cordage et vous poussez le récipient dans le puits avec facilité. Vous descendez celui-ci en douceur pour éviter qu'il se heurte sur les rebords du puits. Le réservoir se remplit d'eau une fois rendu en bas et vous amorcez sa remontée. Plus vous remontez celui-ci, plus la gravité se fait ressentir et plus l'effort exigé augmente. Vous utilisez votre force et votre énergie intérieure pour sortir le tonneau hors du puits.

Encouragé par vos efforts, vous puisez dans le fond de vos poches pour en sortir une pièce de monnaie de votre choix. Vous allez faire un vœu éclatant sur votre vie, un souhait d'une grande luminosité sur votre évolution. Jetez la pièce dans le puits en tonnant intérieurement votre Sankalpa trois fois.

Vous êtes dans une séance de Yoga Nidrâ, gardez la vigilance, résistez à la somnolence.

L'eau présente dans le sceau que vous avez remontée est d'une clarté surnaturelle. Vous y trempez les mains, l'eau est si rafraîchissante. Vous aspergez votre corps, une partie après l'autre. La main droite, le bras gauche, le coude droit, l'épaule gauche, le torse droit, la hanche gauche, la cuisse droite, le genou gauche, le mollet droit, le pied gauche, le pied droit, le mollet gauche, le genou droit, la cuisse gauche, la hanche droite, le torse gauche, l'épaule droite, le coude gauche, le bras droit, la main gauche.

Vous décidez aussi de boire de cette eau si limpide, elle est tellement désaltérante. L'eau rafraîchie, vos lèvres, votre langue, votre palais, votre bouche, toute la mâchoire, toute la tête, votre gorge, l'œsophage, le plexus solaire, tout le torse. L'estomac, tout le ventre. L'eau continue de se répande dans toute la jambe droite, toute la jambe gauche, tout le bras droit, tout le bras gauche, tout l'avant du corps, tout l'arrière du corps. Soyez conscient de la fraîcheur dans l'entièreté de votre organisme.

Vous êtes dans une séance de Yoga Nidrâ, gardez la vigilance, résistez à la somnolence.

Prenez conscience de votre respiration, celle-ci affecte le niveau de l'eau du puits, comme la lune affecte la marée. C'est votre souffle qui va permettre à l'eau de remplir et vider le puits. À l'inspiration l'eau y remonte, à l'expiration, l'eau redescend. Synchronisez votre cycle respiratoire avec votre visualisation. Avec calme, vos poumons et le puits se comblent d'énergie vitale. Dans la quiétude, ils évacuent. Continuez selon votre propre rythme d'inspiration et d'expiration. Prenez votre temps, ne précipitez pas le moment présent, soyez conscient de cet instant de contact avec votre propre respiration.

Vous décidez de descendre vers le fond du puits selon la méthode qui vous convient le plus, par l'échelle accrochée au mur, ou par le cordage qui vous a permis de monter le sceau d'eau. Comptez à rebours votre descente en le synchronisant sur votre expiration. Vous inspirez 27, vos prenez votre énergie, vous expirez 26 pour descendre plus bas. 25, inspire, vous prenez une pause pour sentir la force de vie imprégner votre corps. 24, expire, continuez votre progression vers les paliers inférieurs. Restez dans la vigilance, comptez bien votre souffle et reprenez à 27 si vous oubliez où vous en êtes présentement.

Vous êtes dans une séance de Yoga Nidrâ, gardez la vigilance, résistez à la somnolence.

Enfin vous êtes arrivé tout en fait en bas, tout au fond du puits. Sur les murs de la caverne, des images défilent sous vos yeux. Une colline entièrement fleurie, une colline entièrement fleurie. Un ours polaire dormant sur la banquise, un ours polaire dormant sur la banquise. Un large fleuve serpentant la plaine, un large fleuve serpentant la plaine. Une vieille chaise berçante sur le perron, une vieille chaise berçante sur le perron. Un papillon en plein vol au lever du soleil, un papillon en plein vol au lever du soleil. Une forêt tropicale qui s'étend jusqu'à l'horizon, Une forêt tropicale qui s'étend jusqu'à l'horizon. Un magnifique bijou serti d'une émeraude, un magnifique bijou serti d'une émeraude. Une lune rouge lors d'une éclipse, une lune rouge lors d'une éclipse. Les images cessent et la caverne s'assombrie peu à peu.

Un passage illuminé vous invite à poursuivre votre progression. Malgré les toiles d'araignées et les différents insectes, vous avancez sans perdre confiance, dans une assurance infaillible, en vous sentant en toute sécurité. Vous arrivez dans une pièce faiblement illuminée, dépouillé et habité par une ambiance de calme absolue. Une grande horloge en son centre s'est arrêtée juste pour vous. Elle vous offre le temps de vivre le moment présent. Méditer quelque instant pour vous connectez à vous-même.

Vous êtes dans une séance de Yoga Nidrâ, gardez la vigilance, résistez à la somnolence.

L'horloge se remet en fonction, mais dans le sens inverse, vous reculez comme dans un film en marche arrière, vous revenez dans le couloir, la caverne, remontez le puits et revenez à la surface. Vous jetez une pièce de monnaie à nouveau et invoquer votre Sankalpa, une seconde fois, à trois reprises.

C'est la fin de la séance et vous reprenez conscience tranquillement, amplifiez votre respiration. Bougez tranquillement vos membres inférieurs et supérieurs. Par la suite bouger tout le reste corps doucement.

Séance 38 - Promenade en montagne

Pour bien débuter, allongez-vous confortablement sur le dos, les yeux totalement fermés, les jambes légèrement écartées, les pieds en position de détente et dirigés vers l'extérieur. Ayez les bras le long du corps, paumes des mains tournées vers le plafond, le cou bien droit en alignement de la colonne vertébrale. Recherchez une position idéale pour être en mesure de rester immobile pour toute la durée de la séance. Si nécessaire, installez tapis, coussins ou couverture pour plus de confort.

Prenez maintenant conscience des sons qui sont produits. Écoutez ce qui se passe à l'extérieur, les sonorités les plus lointaines, sans vouloir les identifier, en portant une attention égale à chacune d'elles. Rapprochez votre attention vers les sons produits plus près. Continuez avec les tonalités venant de vous.

Vous êtes dans une séance de Yoga Nidrâ, gardez la vigilance, résistez à la somnolence.

Imaginez que vous êtes face à la plus belle montagne du monde. Vous la regardez bien de haut en bas. Sa forme vous plaît et vous percevez de plus en plus ses détails. Comme si vous fixiez cette image éternellement, observez sa structure, la cime, sa crête, ses fondations qui émergent du sol, ses rebords escarpés. Remarquez l'immobilité de sa masse, sa tranquillité infinie. Remarquez la différence entre vous et la montagne, vous qui êtes en perpétuel mouvements, les remous de votre corps qui se font sentir sans cesse. La montagne, elle, qui ne bouge pas, solide, fixe et immobile depuis des siècles.

Le Sankalpa est une sorte de bonne résolution pour vous-même, un souhait positif et clair, une pensée des plus nobles. C'est donc une phrase qui correspond à un désir de progrès personnel et que vous répéterez à trois reprises, quand vous serez prêt, dans le silence intérieur et une grande conviction.

Vous êtes dans une séance de Yoga Nidrâ, gardez la vigilance, résistez à la somnolence.

Comme la montagne que vous avez observée de haut en bas, répétez le nom des parties de votre corps que je nommerai. Le sommet du crâne, le front, les sourcils, les deux yeux, le troisième œil, les oreilles, le nez, les joues, les lèvres, le menton, tout le visage. L'épaule droite, le bras, le coude, l'avant-bras, la main, la paume de main, les doigts et le pouce. Puis la poitrine droite, l'abdomen, la cuisse, le genou, le mollet, la cheville, le talon, la plante du pied, les orteils. Tout le côté droit. L'épaule gauche, le bras, le coude, l'avant-bras, la main, la paume de main, les doigts et le pouce. Puis la poitrine gauche, l'abdomen, la cuisse, le genou, le mollet, la cheville, le talon, la plante du pied, les orteils. Tout le côté gauche. Tout l'avant du corps, toute l'arrière du corps, tout le corps dans son ensemble, tout le corps.

Essayez de faire entrer la montagne dans votre corps. Votre tête devient la cime de la montagne, vos bras en sont ses versants abrupts, vos jambes sont ses flancs en pente douce et vos pieds en sont la base, solidement ancrés dans la terre. Expérimentez à la base de votre colonne vertébrale la droiture et la sensation d'élévation de la montagne. Vous ne regardez plus la montagne, vous êtes la montagne, la montagne est plus proche de vous que votre propre peau. Sentez votre inébranlabilité intérieure.

Vous êtes dans une séance de Yoga Nidrâ, gardez la vigilance, résistez à la somnolence.

Prenez une grande inspiration, avec l'expiration, vous partez d'un pas solide vers le sommet de la montagne. Inspirez à nouveau profondément, à l'expiration, vous gravissez la pente parsemée de rochers de différentes grosseurs. Prenez un grand inspire, sur l'expire, montez encore plus haut en escaladant les endroits de plus en plus à pic. Poursuivez cette ascension en vous dirigeant vers le sommet tout en observant votre rythme, en inspirant et en expirant dans le calme et sécurité.

Vous êtes rendu au sommet de la montagne et vous allez compter les respirations. À rebours de 27 à 1. Comme ceci : 27, vous inspirez, l'air pur entre en vous. 26, vous expirez, ce qui est indésirable vous quitte. Puis 25, vous inspirez, la pureté de l'oxygène vous remplit. 24, vous expirez, les souillures en vous, partent au loin. Continuez le décompte à votre rythme. Respirez ce vent si pur, du haut de la montagne.

Vous êtes dans une séance de Yoga Nidrâ, gardez la vigilance, résistez à la somnolence.

Vous vous assoyez maintenant au sommet de la montagne. Vous laissez venir la fin de la nuit en fermant les yeux et tous pleins d'images défilent intérieurement. Voyez celles-ci et ressentez leurs présences. Une prairie fraîchement sarclée, un feu de bois crépitant tranquillement, une pluie fine et chaude d'une nuit d'été, un ciel bleu et sans nuages, des bernaches dans leur vol de retour du printemps, la voûte stellaire remplie de ses astres, des saumons remontant le courant d'une rivière, la marée qui augmente sous l'influence de la lune, une aurore boréale au-dessus du pôle nord, une promenade à cheval en automne, un chien qui dort sous la cheminée, une mer sans vague sous un soleil souriant, une chenille devenant un beau papillon, un sage en pleine méditation, un cerf-volant qui plane au gré du vent.

Bientôt le soleil va se lever juste en face de vous et vous êtes dans une place de choix pour voir le panorama, en haut de cette montagne. Au-delà de l'horizon, à l'est, le ciel pâlit pour annoncer l'aurore. Les couleurs passent de l'indigo vers le bleu pâle, du violet vers le rose. Le soleil se montre le bout du nez dans ses lueurs orangées. Vous tournez la tête en direction opposée vers l'ouest et le ciel y est toujours ombragé. Vous revenez au spectacle devant vous et vous y voyez une boule dorée émergeant dans toute sa splendeur. Il répand partout ses rayons paisibles et énergisants. Prenez cet instant, au sommet de cette montagne, pour recevoir cette lumière, la même qui rayonne en ce moment dans votre cœur.

Vous êtes dans une séance de Yoga Nidrâ, gardez la vigilance, résistez à la somnolence.

Inspiré par ce moment inspirant sur le dessus de la montagne, vous puisez dans votre cœur le souhait que vous aviez énoncé en début de la séance. C'est le Sankalpa que vous allez clamez pour une seconde fois à trois reprises dans la conviction la plus profonde de sa réalisation, vous y croyez avec tout cœur.

Bougez légèrement les orteils, remuez délicatement les doigts, déplacez doucement la colonne vertébrale, avec un mouvement du bassin et des épaules. Continuez en étirant bras et jambes comme pour vous allonger au maximum. Relevez-vous et ouvrez les yeux dans le bonheur du moment présent.

Séance 39 - Les trois portes

Étendez-vous sur une surface confortable, les jambes écartées plus large que le bassin pour éviter d'avoir l'intérieur des cuisses jointes, les bras séparés du corps avec la paume des mains vers le ciel pour éviter que le bout des doigts qui sont plus sensibles touche le sol. Ayez la tête droite, front parallèle au plafond. Fermez les yeux et invitez-vous dans cette détente avec conscience et éveil. Expérimentez le lâchez prise.

Devenez maintenant conscient des bruits les plus distants. Laissez ces sons atteindre vos oreilles. Repérez-les, les uns après les autres, en les suivant seulement quelque instant. Demeurez détaché de ces différentes sonorités. Prenez conscience de ceux les plus près, des plus grossiers au plus subtils.

Vous êtes dans une séance de Yoga Nidrâ, gardez la vigilance, résistez à la somnolence.

Vous marchez dans un sentier à la nuit tombante. La noirceur s'installe progressivement et vous cherchez un gîte où vous pourrez vous reposer et vous détendre. Vous arrivez devant une belle maison étincelante et bien invitante. Au-dessus du portail une inscription porte la mention de lieux d'accueil. Vous franchissez le portail de la porte et vous vous retrouvez dans une salle immense. Trois portes de couleurs différentes s'offrent à vous. Chacune de ces portes est sculptée avec des motifs aussi impressionnants les uns que les autres. Des lumières éclairent partout la salle, tout est si lumineux.

C'est à présent le temps d'invoquer votre Sankalpa. Formulez ce souhait de façon positive, claire et avec une portée personnelle. Dites-le maintenant à trois reprises, intérieurement et avec grande conviction.

Vous êtes dans une séance de Yoga Nidrâ, gardez la vigilance, résistez à la somnolence.

Vous choisissez une première porte. Sur celle-ci est inscrit : Comment est votre corps? Vous voyez un livre d'anatomie au milieu de la pièce, ressentez à tour de rôle les lieux nommés. Le pouce de la main droite, 2e, 3e, 4e, 5e doigt, poignet, coude, épaule, aisselle, hanche, cuisse, genou, cheville, talon, pied, gros orteil, 2e, 3e, 4e, 5e orteil. Le pouce de la main gauche, 2e, 3e, 4e, 5e doigt, poignet, coude, épaule, aisselle, hanche, cuisse, genou, cheville, talon, pied, gros orteil, 2e, 3e, 4e, 5e orteil. Le sommet de la tête, front, sourcil droit, sourcil gauche, œil droit, œil gauche, oreille droite, oreille gauche, joue droite, joue gauche, narine droite, narine gauche, lèvre supérieure, lèvre inférieure, menton, cou, clavicule à droite, clavicule à gauche, poitrine droite, poitrine gauche, taille, nombril, bas ventre, cuisse droite, cuisse gauche, genou droit, genou gauche, cheville droite, cheville gauche, pied droit, pied gauche.

Les plantes des pieds, talons, mollet, arrière des genoux, arrière des cuisses, fessier droit, fessier gauche, omoplate droite, omoplate gauche, épaule droite, épaule gauche, lombaires, dorsales, cervicales, tête. Tout le dos, Toute la jambe droite, toute la jambe gauche, les deux jambes ensembles, tout le bras droit, tout le bras gauche, les deux bras ensemble, toute la tête, tous le dos, toute l'arrière du corps, tout l'avant du corps, l'arrière et l'avant ensemble, tout le corps, tout le corps. Vous allez sortir de la pièce et au dos la porte que vous aviez franchi est inscrit : J'accueille mon corps.

Vous êtes dans une séance de Yoga Nidrâ, gardez la vigilance, résistez à la somnolence.

Vous choisissez une seconde porte. Sur celle-ci est inscrit : Comment est votre souffle? Vous observez ainsi donc vos mouvements respiratoires de façon attentive. Chaque fois que le ventre se gonfle, inspirez le calme de la pièce. Chaque fois que votre abdomen se rétracte, vous expirez toutes vos tensions hors de votre corps. Sans changer votre rythme, voyez comment vos inspirations vous apaise, voyez comment vos expirations vous libère. Continuez quelque instant ce contact avec votre précieuse respiration.

Vous allez à présent compter vos propres respirations en partant de 27 vers zéro. Voyez le mouvement de l'air qui descend dans votre ventre sur l'inspiration, visualiser ce mouvement qui remonte sur l'expiration. Inspirez, 27, vers le bas, expirez, 26, vers le haut. 25 sur la prochaine inspiration, 24 sur la prochaine expiration. Observez à votre rythme ce mouvement tout en respectant le compte. Vous allez sortir de la pièce et au dos de la porte que vous avez franchi est inscrit : J'accueille mon souffle.

Vous êtes dans une séance de Yoga Nidrâ, gardez la vigilance, résistez à la somnolence.

Vous choisissez la troisième porte. Sur celle-ci est inscrit : Comment est votre esprit? Une encyclopédie visuelle est ouverte par terre en face de vous. Vous utilisez votre force de concentration pour en tourner les pages et visualisez bien les images qui seront nommées. L'ombre fraîche de cèdres géants, une feuille d'érable glissant sur l'eau, des étoiles brillantes dans un ciel de minuit, les vagues qui s'échouent sur un rivage de sable blanc, le bruit répétitif de la pendule d'une vielle horloge, la fumée blanche s'échappant d'une belle chaumière, un pont en pierre chevauchant un cric rocheux, une pyramide de Crystal pur.

Vous refermez l'encyclopédie et vous la replacez dans une des étagères qui entoure la pièce. Vous regardez tous les livres qui sont à votre portée, choisissez-en un qui vous attire, qui vous inspire. Vous le feuilletez page par page et vous constatez que toutes les pages sont blanches. Au centre du livre, vous y trouvez une enveloppe vous étant adressé. Vous l'ouvrez pour ressortir la lettre qu'elle contient. Un message, à votre attention, y est inscrit. Retenez bien les paroles que vous voyez, c'est un secret venant de vos profondeurs, mémorisez ces mots qui ne sont que pour vous. Méditer en silence dans ce lieu de calme, laissez passer vos pensées, libérez votre esprit complètement. Vous allez sortir de la pièce et au dos la porte que vous aviez franchi est inscrit : J'accueille mon esprit.

Vous êtes dans une séance de Yoga Nidrâ, gardez la vigilance, résistez à la somnolence.

Souvenez-vous maintenant de votre Sankalpa énoncé au début de la séance. Vous devez utiliser la même formulation pour une seconde fois, clamez à trois reprises du plus profond de votre cœur, pour faire vibrer entièrement cette intention tout en étant convaincu de sa réalisation dans votre vie, vivez-le.

Il est venu le temps de terminer la séance, revenez dans le moment présent, dans cette pièce. Bougez les orteils, les doigts, les poignets et les chevilles. Étirez-vous. Tournez la tête de droite à gauche. Installez-vous confortablement en position assises, tout en ouvrant les yeux lentement. Souriez la vie est belle.

Séance 40 - Le temps qui passe

Étendez-vous avec la sagesse d'écouter les besoins de votre corps, en prenant les appuis nécessaires pour bien supporter vos jambes, votre dos, votre tête et vos bras. Prenez tout le confort requis pour vous éviter des douleurs inutiles. Si en cours de séance, un élancement ou un malaise se fait ressentir, envoyez l'énergie de votre respiration dans cette région ou bien bouger lentement si une correction de posture vous est souhaitable. Votre corps commence à se détendre, vos tensions diminuent progressivement. Le calme s'installe profondément et vous oubliez, pour un instant, tous vos soucis.

Ressentez tout ce qui entre en contact avec la surface de votre corps, que ce soit les vêtements sur votre peau ou simplement l'air ambiant. Constatez les différences de caractéristiques de votre chair aux différents endroits de votre corps, son élasticité, son niveau de tonus ou de sécheresse. Percevez les manifestations des rides d'expressions sur votre visage. Imaginez-vous en train de passer le bout de vos index sur la paupière de vos yeux, l'arête du nez, l'épaisseur de vos lèvres. Ressentez les traits formés dans vos mains, les sillons présents dans vos paumes et le long de vos doigts.

Vous êtes dans une séance de Yoga Nidrâ, gardez la vigilance, résistez à la somnolence.

Sentez bien le poids de votre corps, son appui sur le sol, toute sa densité. Allez vers une sensation intense de lourdeur. Imaginez à présent la surface de votre peau plus diffuse, vous êtes plus léger, Puis, allez vers la sensation opposée, la légèreté. Passez d'une sensation à l'autre en ressentant bien les fluctuations de votre poids. Imaginez que la gravité se modifie et les lois physiques de ce monde change.

Je vous laisse un temps pour réfléchir à un désir de progrès personnel, un souhait de bonne résolution pour vous-même, votre Sankalpa. Évoquer sa réalisation et ressentez sa profonde réalisation en vous-même. Prenez ce temps de recueil intérieur et répétez-le trois fois, dans ce moment présent.

Vous êtes dans une séance de Yoga Nidrâ, gardez la vigilance, résistez à la somnolence.

Vous allez passer à la rotation de la conscience en imaginant une lumière se déposer sur chaque partie qui sera mentionnée. Commencez avec le pouce de la main droite, 2e, 3e, 4e, 5e doigt, paume, poignet, coude, épaule, aisselle droite, taille, hanche, cuisse, genou, mollet, cheville, talon, plante du pied, dessus du pied, orteil du pied droit, gros orteil, 2e, 3e, 4e, 5e orteil. Continuez avec le pouce de la main gauche, 2e, 3e, 4e, 5e doigt, paume, poignet, coude, épaule, aisselle gauche, taille, hanche, cuisse, genou, mollet, cheville, talon, plante du pied, dessus du pied, orteil du pied gauche, gros orteil, 2e, 3e, 4e, 5e orteil.

Plantes des pieds, talons, mollet, arrière des cuisses, fessiers, lombaires, dorsales, omoplates, cervicale, occiput, sommet de la tête. Front, sourcils, yeux, oreilles, joues, narines, lèvres, menton, cou, clavicules, poitrine, taille, abdomen, bas ventre, cuisses, genoux, cheville, pieds. L'avant et l'arrière, tout le corps.

Vous êtes dans une séance de Yoga Nidrâ, gardez la vigilance, résistez à la somnolence.

Déplacez votre centre d'intérêt vers une partie de votre corps qui est en difficulté, que ce soit physique, mental ou émotif. Vous voyez uniquement cet endroit qui est à guérir et à soulager. Juste par votre inspiration, vous allez envoyer une énergie bienfaisante dans cet emplacement. Lors de l'expiration, le mal, les tensions et la douleur disparaissent. À chaque inspiration, l'effet ressenti devient de plus en plus agréable et calme. Et au moment de chaque expiration, tout autre effet désagréable vous quitte et s'échappe au loin. Respirer ainsi à votre rythme, dans cette partie du corps, pendant un certain temps.

Dans un compte à rebours, vous allez pousser l'énergie de vos respirations dans tout le corps en partant de 27 vers zéro. Inspirez, 27, votre flux énergétique bienveillant descend jusqu'aux orteils, expirez, 27, ressentez ces vibrations tout en douceur vous restaurer. Continuez avec 26 sur la prochaine inspiration et expiration. Respectez votre rythme respiratoire tout en gardant le compte. Sentez bien les bienfaits que le souffle a sur votre organisme. Observez à votre rythme, ce mouvement. Si vous perdez le compte, revenez à 27. Cessez de déposer votre regard sur le souffle, abandonnez simplement le décompte.

Vous êtes dans une séance de Yoga Nidrâ, gardez la vigilance, résistez à la somnolence.

Imaginez qu'un carrousel projette, dans la paroi interne de votre front, des images diverses de quiétude et de sérénité. Visualisez ceux-ci avec sensation, conscience et émotion. Une colline fleuries de millier de jonquilles, un arbre millénaire encore solide et fier, une rivière serpentant un champ d'orge doré, une pluie chaude d'été regardée de votre balcon, une bouilloire sifflant paisiblement son eau qui chauffe, un plat savoureux mijotant tranquillement sur le feu, une lampe à l'huile allumée au centre de la table, des étincelles emportés par une légère brise, une girouette tournoyant au sommet d'une église, un zeppelin dérivant au-delà des nuages qui flottent, une sérénade paisible jouée sous la pleine lune, un couple en carriole sous un spectacle de milliers d'étoiles. Voyez le vide, que l'espace vide en vous.

Dans cet espace vide, une horloge grand-père bat la mesure du temps. Vous approchez de celle-ci et vous constatez qu'elle est au ralenti, elle vous permet de revivre en mémoire cette journée que vous avez vécu. Commencez par cette séance de Yoga Nidrâ, des images que vous vous remémorez, de votre contact avec votre souffle, du mouvement de circulation sur votre corps. Rappelez-vous du contact avec les gens à votre arrivée, d'avoir franchi la porte, de vous être déplacé pour vous rendre ici. Revivez les épisodes de la journée, vos repas, votre éveil. Voyez tout ce que vous avez vécus.

Vous êtes dans une séance de Yoga Nidrâ, gardez la vigilance, résistez à la somnolence.

L'horloge disparait et vous revenez vers vous, vers votre souhait originel que vous avez énoncez au début de la séance. Ressentez sa vibration résonner dans tout votre cœur et accompagnez-la d'une conviction de réalisation sans faille. Prenez le temps de le répéter intérieurement trois fois en ce moment présent.

Commencer votre retour progressif en bougeant lentement vos extrémités. Activez le mouvement dans les orteils et les doigts. Rendez mobile vos bras et vous jambes. Ouvrez les yeux et regardez le plafond et les murs. Étirez-vous longuement et prenez votre temps pour vous asseoir. La séance est terminée.

Séance 41 - La caverne du mensonge

Le Yoga Nidrâ va maintenant débuter. Fermez lentement les yeux tout en vous allongeant en Shavâsana. La position dans laquelle vous vous placez doit être la plus confortable afin de vous permettre de rester immobile durant toute la séance. Prenez conscience, lors de chaque expiration, du poids de votre corps en contact avec le sol. Les talons, les mollets et l'arrière des cuisses avec le sol. Les fesses, les bras et le dos avec le sol. La nuque et l'arrière de la tête avec le sol. Relâchez-vous complètement vers la terre.

Imaginez-vous avec d'autres personnes dans une demeure souterraine prenant la forme d'une caverne. Celle-ci baignant dans la lumière sur toute sa largeur. Tous les gens s'amusent à jouer au théâtre des ombres en projetant leurs propres silhouettes sur les murs. Écoutez attentivement les gens s'amuser. Tentez d'entendre toutes les voix en même temps. Que ce soit les cris des plus barbus, de ceux plus aigus ou encore d'éclatants rires d'enfants. Suivez l'écho de ces sons dans votre tête.

Vous êtes dans une séance de Yoga Nidrâ, gardez la vigilance, résistez à la somnolence.

Les gens sont obnubilés par leurs propres spectacles et voient seulement devant eux, incapables donc de tourner la tête pour apercevoir la lumière venant de loin derrière. Mais vous décidez de ne plus prendre ce monde virtuel pour une réalité. Vous vous tournez pour voir la lueur venant de l'extérieur. Vous marchez dans sa direction. Plus vous avancez, plus la clameur du spectacle diminue et plus le silence fait son progrès. Vous passez du tapage précédent au calme progressif. Laissez le vide prendre de plus en plus de place dans votre conscience. Le vrai silence se fait entendre.

Cela vous inspire pour faire un souhait. Ce souhait doit vous faire progresser vers votre chemin de vie, vous illuminer vers de nouveaux horizons. Formulez votre Sankalpa pour qu'il prenne une forme positive et claire. Répétez-le trois fois, en l'accompagnant d'une conviction de réalisation.

Vous êtes dans une séance de Yoga Nidrâ, gardez la vigilance, résistez à la somnolence.

Allongez-vous sur le sol du tunnel et imaginez, pour chaque partie de votre corps que je nommerai, qu'une goutte d'eau tombe des stalactites vers celle-ci. Pensez à votre pouce droit, l'index, le majeur, l'annulaire et l'auriculaire. Passez à la paume, l'avant-bras, le coude, l'épaule, l'aisselle, la taille, la hanche droite, la cuisse, le genou, le mollet, la cheville, le talon, la plante du pied, le gros orteil... Chacun de vos orteils jusqu'au dernier. Suivez le parcours mental de l'autre côté. Le pouce gauche d'abord, l'index, le majeur, l'annulaire et l'auriculaire. Passez à la paume, l'avant-bras, le coude, l'épaule, l'aisselle, la taille, la hanche gauche, la cuisse, le genou, le mollet, la cheville, le talon, la plante du pied, le gros orteil... Chacun de vos orteils jusqu'au dernier. Tout l'avant du corps dans son ensemble.

Allez vers l'arrière du corps, pour chaque partie de votre corps que je nommerai, sentez l'eau couler sous celle-ci. La plante des pieds, les talons, les mollets. L'arrière des jambes, les fesses, la taille, les lombaires, les dorsaux, les omoplates, les cervicales, l'arrière de votre tête et la zone capillaire.

Vous êtes dans une séance de Yoga Nidrâ, gardez la vigilance, résistez à la somnolence.

En prenant maintenant conscience du souffle, vous sentez que vous êtes transporté peu à peu vers la lumière extérieure. Vous inspirez et l'énergie vous soulève délicatement, vous expirez et votre corps se déplace vers la sortie. À chaque inspiration, un flux énergétique vous hisse au-dessus du sol, sur les expirations votre avancée vous amène vers la sortie. Prenez conscience de cette énergie puissante véhiculée par votre cycle respiratoire. Vivez intensément cet instant de contact avec l'énergie.

Pour la prochaine étape, vous allez faire le décompte de vos respirations. À rebours de 27 à 1. Comme ceci : 27, vous inspirez, l'énergie lève une fois de plus. 27, vous expirez, vous êtes de plus en plus près de l'extérieur. Par la suite, poursuivez avec 26, vous inspirez, la vitalité vous soulève de la gravité. 26, vous expirez, vous êtes en approche finale du but. Poursuivez, de 25 jusqu'à 1, pour vous retrouver dehors.

Vous êtes dans une séance de Yoga Nidrâ, gardez la vigilance, résistez à la somnolence.

En sortant du tunnel de la caverne, vous êtes aveuglé et ne distinguez rien de ce qui vous entoure. La lumière du soleil vous fait mal. Instinctivement, vous cherchez à protéger vos yeux de cette lumière aveuglante. Plein d'images, d'un surréalisme déroutant, défilent alors devant vous. Un escalier montant vers les cieux, un vieillard sortant d'une coquille d'œuf, deux soleils se croisant dans le ciel, une envolée de castor traversant les nuages, une horloge qui fond devant une chandelle allumée, une rivière dont l'eau cesse subitement de s'agiter, un bonhomme de neige assis sur un lit de lave, un éléphant à mille pattes s'enfuyant à toute vitesse. Vos yeux sont ébahis par tant d'images, la confusion fait place et une question s'imprègne en vous profondément, qu'est-ce que la réalité?

Peu à peu cependant, vos yeux s'habituent à la lumière et ils commencent à voir le monde tel qu'il est. Vous devenez capable d'affronter la réalité et comprenez les mécanismes du monde qui l'entoure. Vous vous rendez compte que la vie est souvent un théâtre d'ombres ne présentant que des illusions. Vous avez trouvé le courage de sortir de la caverne et la vérité vous attend maintenant. La vérité n'est pas la vision du monde que l'on vous impose, elle se trouve en vous-même. Vous savez désormais qu'il ne faut pas prendre pour vraies les données de vos sens et les préjugés formés par l'habitude.

Vous êtes dans une séance de Yoga Nidrâ, gardez la vigilance, résistez à la somnolence.

La vérité est maintenant présente dans tout votre être et cela vous rappelle que vous pouvez accéder à vos souhaits les plus profonds, dû à votre foi en vous-même et à votre grandeur de conviction. Vous vous rappelez votre Sankalpa du début et l'invoquez à nouveau à trois reprises.

Votre visage est apaisé, vos muscles relâchés. Il y a en vous un silence intérieur profond; un sentiment de calme et de bien-être vous habite. Vous respirez doucement, lentement et régulièrement. Bougez très légèrement les orteils et le bout des doigts un par un. Remuez lentement la colonne vertébrale, du bassin jusqu'aux épaules. Étirez-vous et essayez de bâiller. Ouvrez les yeux, la séance est terminée.

Séance 42 - Tant de temps précieux

Prenez le temps de vous installer pour cette période de Yoga Nidrâ. Allongez-vous paisiblement avec une couverture et des coussins et fermez les yeux délicatement. C'est ici, en ce moment présent, que vous pouvez relâcher tout votre être, laisser votre corps se détendre, votre esprit se vider et vos émotions s'atténuer. Laissez de côté vos épisodes de lourdeur du passé et les inquiétudes du futur. Il n'y a que l'instant même qui importe. Pendant toute la durée de cette séance, accueillez le calme.

Visualisez devant vous une grosse horloge qui avance inlassablement, d'un temps à l'autre, par petit intervalle, de façon régulière. Vous ne voyez rien d'autre que les aiguilles qui avancent sans arrêt. Vous n'entendez rien d'autre, aucun son ne vient vous déranger, laissez-vous absorber par ce silence qui ne dure qu'un temps. Concentrez-vous maintenant sur la trotteuse, laquelle, à chaque seconde, avance d'un coup. Imprégnez-vous, à chaque mouvement, du son produit par cette tige du temps. Laissez l'écho de cette résonance temporelle se prolonger dans votre esprit.

Vous êtes dans une séance de Yoga Nidrâ, gardez la vigilance, résistez à la somnolence.

L'horloge disparaît et un autre objet la remplace. Il s'agit d'une clepsydre, un grand vase de forme tronconique, duquel l'eau s'échappe à une cadence régulière, s'écoulant avec le temps qui passe. Les parois intérieures de l'objet sont divisées en gradations identiques pour vous indiquer quel est le moment présent. L'eau qui en sort, tombe sur votre front et vous rafraîchie. Ce n'est pas l'eau dans le contenant qui vous semble agréable et ce n'est pas celle tombée sur le sol, c'est celle que vous accueillez actuellement. Vivez ce moment comme un instant unique, l'expérience du moment présent.

Pensez maintenant à votre souhait le plus personnel. Il doit être clair, positif et formulé de façon simple. C'est votre Sankalpa, soyez fidèle à celui-ci jusqu'à sa réalisation. Placez-y toute votre grandeur afin d'augmenter ses chances de réalisation. Répétez-le trois fois, maintenant, avec toute votre conscience.

Vous êtes dans une séance de Yoga Nidrâ, gardez la vigilance, résistez à la somnolence.

Vous êtes instantanément téléporté devant un immense cadran solaire. C'est un instrument silencieux et immobile qui indique le temps par le déplacement de l'ombre de son gnomon. Vous vous allongez devant elle; l'ombre pointera les parties de votre corps que je nommerai. Le sommet de la tête, le front, les sourcils, les paupières, le nez, les joues, les oreilles, la lèvre supérieure, la langue, la lèvre inférieure, le menton, toute la mâchoire, le cou, les clavicules, le thorax, l'abdomen, les bras, les mains, les doigts... Les hanches, le bassin, les cuisses, les genoux, les jambes, les chevilles, les pieds et les orteils.

Et comme si une nouvelle journée commençait, vous vous retournez sur le ventre et l'ombre pointera à nouveau d'autres parties de votre corps. La plante des pieds, les talons, les mollets, l'arrière des genoux, l'arrière des cuisses, les fessiers, le coccyx, les lombaires, le reste de la colonne, les omoplates, la nuque, l'arrière de la tête et la couronne capillaire. La nuit tombe et vous prenez conscience de tout votre corps.

Vous êtes dans une séance de Yoga Nidrâ, gardez la vigilance, résistez à la somnolence.

Portez à présent votre attention sur le souffle, expirez tout en comptant le temps que vous prenez, inspirez tout en prenant le même intervalle d'exécution. Continuez ainsi d'égaliser votre temps d'expiration et d'inspiration. Et, progressivement, insérez entre ces deux phases une pause de la même durée. Un arrêt à poumons pleins, un arrêt à poumons vides. Prenez conscience du temps du souffle.

Vous allez commencer maintenant un décompte, sur votre respiration, de 27 à rebours vers 0. 27, le nombril se soulève, 27, le nombril s'abaisse. 26, le ventre se gonfle, 26, il se vide. Comptez mentalement ces chiffres dans ce moment présent. Restez conscient de votre souffle, du mouvement de votre corps et du temps qui passe. Si le temps vous fait oublier votre compte, recommencez à 27, restez concentré.

Vous êtes dans une séance de Yoga Nidrâ, gardez la vigilance, résistez à la somnolence.

Une machine à voyager dans le temps apparaît devant vous. Vous prenez place dans le siège et appuyez sur le bouton pour reculer dans le passé. Vous voyez toute sorte d'images défiler devant vous. Percevez avec conscience : un poisson tournant autour d'un corail, un amphibien assis sur un lotus blanc, une plante grimpante sur un mur, des éléphants en file indienne, les lumières d'une ville la nuit, un vent de sable en plein désert, un sentier longeant une rivière, une pierre qui roule sur une pente, un chien qui branle la queue, un refuge dans une montage glacée, un sourire d'enfant devant une fleur éclose, une bougie allumée dans la noirceur, un vol d'oiseau au coucher de soleil et le bruit des vagues de la mer.

La machine ralentit et s'arrête dans votre passé lointain. Vous avez remonté vers un événement douloureux, ce premier moment de souffrance qui vous a marqué. Voyez celui-ci d'un nouvel œil et apprenez l'expérience qui vous fera grandir. Pardonnez et guérissez de cette blessure intérieure. Vous prenez siège à nouveau dans la machine; assis dans le fauteuil, vous choisissez d'aller vers le futur. Vous voyez qui vous êtes devenu, un être grandi par ces événements vécus. Vous rayonnez d'une lumière vous montrant sous vos meilleurs jours. L'avenir vous semble meilleur, car vous avez choisi de vivre le moment présent. La machine vous ramène chez vous et vous inspire confiance pour des jours meilleurs d'amour et de bonheur. C'est dans cet instant actuel qu'est le germe du bonheur du temps qui passe.

Vous êtes dans une séance de Yoga Nidrâ, gardez la vigilance, résistez à la somnolence.

Vous arrivez présentement à la fin de la séance et vous allez vous remémorer votre souhait du commencement. Vous allez énoncer votre Sankalpa pour une seconde fois, identique à celui désigné au début de la séance. Répétez-le maintenant à trois reprises avec conviction, croyez en sa réalisation.

Reprenez conscience de votre corps, revenez dans votre chair, prenez-en conscience complètement et éveillez-vous progressivement. Remuez doucement les orteils et les doigts de la main, étirez-vous en allongeant les bras et les jambes et bougez doucement les yeux dans tous les sens. Quand vous serez prêt, roulez doucement, lentement vers la droite et vers la gauche puis assoyez-vous.

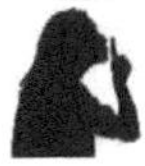

Séance 43 - La mélodie du silence

Étendez-vous confortablement sur le dos, les yeux légèrement clos, les jambes quelque peu entrouvertes et les pieds détendus vers l'extérieur. Placez les bras le long du corps, les paumes des mains dirigées vers le ciel, le cou droit et en alignement avec la colonne vertébrale. Recherchez une position confortable de façon à pouvoir rester immobile pendant toute la séance. Prenez une grande inspiration et, avec l'expiration, laissez-vous aller en essayant de lâcher toutes les contractions musculaires inutiles.

Percevez tous les bruits extérieurs avec attention. Déterminez celui qui est le plus retentissant et portez toute votre attention sur celui-ci, sans chercher à ne le caractériser ni à tenter de repérer sa provenance. Essayez simplement de rester à l'écoute, témoin de cet instant présent. Laissez ce bruit et écoutez-en un autre, mais qui soit le plus menu que vous puissiez entendre, à peine audible. Puis, laissez-le partir.

Vous êtes dans une séance de Yoga Nidrâ, gardez la vigilance, résistez à la somnolence.

Ressentez la lourdeur de votre corps allongé. Prenez conscience du poids de chaque contact de vos membres avec le sol. Les talons, les jambes, les fessiers sur le plancher. Sentez bien votre bassin, le dos, vos omoplates et l'arrière de la tête avec la terre. Intensifiez ce contact, vous devenez plus pesant, plus dense. Sentez l'air sur votre peau. La limite entre l'éther et votre corps semble de plus en plus diffuse. Votre corps paraît plus léger; vous êtes l'univers et celui-ci est en vous, flottant ainsi parmi les autres.

Vous planez dans un silence céleste. Aucune manifestation; que le vide. Vous êtes ici avec un grand pouvoir, celui de réalisation. Dans cet instant qui vous est accordé pour vous seul, exhaussez votre vœu le plus profond, votre Sankalpa; énoncez-le à trois reprises en utilisant votre pouvoir d'accomplissement.

Vous êtes dans une séance de Yoga Nidrâ, gardez la vigilance, résistez à la somnolence.

Passez à travers les différentes parties du corps. Installez une intention de silence dans chaque partie mentionnée. Prenez conscience de la main droite, pouce de la main droite, index, majeur, annulaire, auriculaire, paume, poignet, coude, épaule, aisselle, hanche droite, cuisse, genou, mollet, cheville, talon, plante du pied, dessus du pied, orteils du pied droit, gros orteil, deuxième, troisième, quatrième et cinquième orteil. À rebours : cinquième, quatrième, troisième, deuxième, gros orteil, dessus du pied, plante du pied, talon, remontez, cheville, mollet, genou, cuisse, hanche droite, aisselle, épaule, coude, poignet, paume de la main droite, auriculaire, annulaire, majeur, index et pouce de la main droite.

Côté gauche à présent. Ressentez et répétez mentalement ces membres : le pouce gauche, index, majeur, annulaire, auriculaire, paume, poignet, coude, épaule, aisselle, hanche gauche, cuisse, genou, mollet, cheville, talon, plante du pied, dessus du pied, orteils du pied gauche, gros orteil, deuxième, troisième, quatrième et cinquième orteil. À rebours : cinquième, quatrième, troisième, deuxième, gros orteil, dessus du pied, plante du pied, talon, cheville, mollet, genou, cuisse, hanche gauche, aisselle, épaule, coude, poignet, paume, auriculaire, annulaire, majeur, index et pouce de la main gauche.
Vous êtes dans une séance de Yoga Nidrâ, gardez la vigilance, résistez à la somnolence.

Prenez davantage conscience du bruissement de votre respiration. N'essayez pas de la diriger, ne changez rien à votre souffle, contentez-vous de l'observer, de l'écouter. Suivez la succession d'inspirations et d'expirations à travers vos narines. Regardez si le flot du souffle est aussi régulier dans un sens que dans l'autre. Notez si le côté droit paraît plus fluide que le côté gauche. Si vous remarquez des différences, acceptez ce qui est, sans porter de jugement. Suivez votre rythme respiratoire.

Sur un compte à rebours, continuez à suivre vos respirations, mais en imaginant que l'échange d'énergie se fait par le sommet de votre crâne. Débutez à 13 sur l'inspiration, l'air entre par le haut de la tête, 13 sur l'expiration, toutes vos idées sortent pour aller vers le ciel. Poursuivez le second cycle avec 12, vous inspirez, vos idées se calment. 12, vous expirez, le bruit de vos pensées s'envole. Continuez jusqu'à zéro. Ne pensez qu'à la respiration, le décompte et le silence intérieur qui s'installent peu à peu.

Vous êtes dans une séance de Yoga Nidrâ, gardez la vigilance, résistez à la somnolence.

Imaginez devant vous un présentoir. Il y a sur celui-ci, un pichet d'eau de source, une boîte d'allumettes et une girouette toute de cuivre. Pendant un instant, regardez bien ces trois objets. Et, en imagination, fermez les yeux, puis, vous les ouvrez à nouveau et vous constatez la disparition du pichet. Observez bien les deux objets restants, fermez les yeux, ouvrez-les; les allumettes ont disparu. Regardez le dernier élément résiduel, fermez les yeux, ouvrez-les; il n'y a plus de girouette. Le présentoir s'efface devant vous, le décor, le ciel, tout élément s'est dissipé. Il ne reste que le silence et le vide.

Faites le choix d'une pensée en particulier et concentrez-vous sur celle-ci. Diverses pensées se dirigent dans tous les sens et se bousculent sans cesse. Ne vous en occupez pas; acceptez qu'elles soient présentes, mais ne vous y attachez pas et revenez à votre premier choix d'idée. Libérez votre première sélection et faites un choix complètement différent de pensée. Les pensées qui émergent comme cela, créent des chaînes de pensées, une pensée en amène une autre et ainsi de suite. Dès que vous en prenez conscience, dès que vous remarquez que vous n'êtes plus sur votre choix d'intérêt, reportez votre attention en douceur sur votre seconde sélection. Sans effort, revenez sur celle-ci. Lorsque vous prenez conscience que tout est subtil, comme si vos pensées flottaient en vous, alors à ce moment-là, cessez de vous concentrer, lâchez toute emprise sur quelque pensée que ce soit. Pour n'être plus que silence.

Vous êtes dans une séance de Yoga Nidrâ, gardez la vigilance, résistez à la somnolence.

Dans cet énorme néant silencieux créé en vous, il y a une puissante force qui s'est manifestée : celle d'être Maître de vos créations. Ayez ainsi toute la conviction possible pour réaliser votre Sankalpa. Dans cette période où tout vacarme a cessé, énoncez silencieusement votre souhait à trois reprises.

Abordez le retour vers la conscience. Ramenez votre attention sur ce monde. Tournez votre conscience sur l'espace que vous y occupez. Bougez votre corps lentement et préparez-vous à vous relever.

Séance 44 - La beauté vue du 3e œil

Allongez-vous correctement sur le sol. Mettez votre dos bien en contact avec le plancher. Ajustez votre tête pour la laisser dans le prolongement de votre dos. Abaissez les épaules, relâchez les bras, laissez vos mains se détendre et vos doigts se déposer tranquillement. Prenez conscience des zones de contact de votre dos et de vos fesses avec le sol. Vos jambes se décontractent et vos pieds s'affaissent.

À chaque inspiration, vos côtes se soulèvent; puis, s'abaissent à chaque expiration. Laissez vos poumons prendre toute la place qui leur convient, respirez librement. Sentez également le va-et-vient de votre ventre au rythme de votre respiration. Inspirez profondément, expirez longuement. Appréciez la beauté de l'énergie qui vous habite. C'est si beau la vie et si merveilleux d'être vivant!

Vous êtes dans une séance de Yoga Nidrâ, gardez la vigilance, résistez à la somnolence.

Imaginez-vous en vacances dans un pays chaud, au cœur même de la flore amazonienne. Vous êtes installé dans un petit chalet, aux abords d'un lac immense. La vue y est sublime et la végétation abondante. Bien allongé dans votre hamac, vous laissez la douce brise vous bercer. Admirez ce silence qui apaise votre esprit. Progressivement, la paix intérieure grandit en vous. Des oiseaux commencent à arriver, ils sont magnifiques, cachant leur plumage d'émeraude et de rubis, dans l'épaisseur végétale de la forêt tropicale. Écoutez bien ceux-ci, vous saluant par leurs mélodies enchanteresses.

C'est le temps d'invoquer votre résolution personnelle. Intérieurement, vous laissez résonner ce vœu que vous espérez depuis si longtemps. C'est votre Sankalpa, vous devez le garder jusqu'à sa réalisation. Répétez-le maintenant, trois fois, en plaçant votre conviction et votre foi dans sa réalisation.

Vous êtes dans une séance de Yoga Nidrâ, gardez la vigilance, résistez à la somnolence.

Vous décidez de prendre une petite chaloupe et de vous laisser emporter par les vagues du lac. Visualisez-bien chaque partie nommée de votre corps en vous détendant progressivement. Le pouce de la main droite, le reste de la main, l'avant-bras, le coude, l'épaule, le bassin, la cuisse, le genou, la cheville, le gros orteil et le reste du pied. De l'autre côté, le pouce de la main gauche, le reste de la main, l'avant-bras, le coude, l'épaule, le bassin, la cuisse, le genou, la cheville, le gros orteil et le reste du pied. Et enfin, tout l'avant du corps : la tête, le cou, la poitrine, le ventre, les bras et les jambes.

Toujours dans la chaloupe, vous continuez à glisser tranquillement avec la houle du lac. Visualisez les autres parties de votre corps se relâchant peu à peu. La plante des pieds, les talons, les mollets, l'arrière des genoux, l'arrière des cuisses, les fessiers, le coccyx, les lombaires, le reste de la colonne, les omoplates, la nuque, l'arrière de la tête, la couronne capillaire, le front, les sourcils, les paupières, le nez, les joues, les oreilles, la lèvre supérieure, la langue, la lèvre inférieure, le menton, toute la mâchoire, le cou, le torse, les bras et les jambes. Prenez conscience de tout le corps, appréciez la beauté de celui-ci. Acceptez tous les défauts comme faisant partie d'un tout, globalement si joli.

Vous êtes dans une séance de Yoga Nidrâ, gardez la vigilance, résistez à la somnolence.

Votre embarcation est guidée par le courant du fleuve à l'extrémité du lac. En portant votre attention sur le souffle, imaginez que vous respirez par le troisième œil, entre les deux sourcils. Vous inspirez, l'énergie entre en vous; vous expirez, l'énergie ressort. Peu importe l'intensité de votre souffle, votre barque reste stable et sans danger. Observez ce mouvement d'énergie qui entre et ressort par votre front. Tout en respirant, le charme du paysage défile sous vos yeux, en descendant le fleuve.

Dans un compte à rebours de 27 à 1, vous allez continuer à suivre votre respiration. 27, vous suivez mentalement l'énergie du souffle qui descend dans votre ventre à l'inspiration; 26, vous suivez l'énergie du souffle qui remonte sur l'expiration. 25, vous inspirez; 24, vous expirez. Continuez ainsi de faire avancer votre chaloupe sur le fleuve, au rythme de votre respiration. Si vous faites une erreur dans le décompte, reprenez à 27. Vous pouvez arrêter le décompte, car votre chaloupe est maintenant arrivée à un vaste étendu d'eau, la mer étale son charme devant vous. Restez en extase devant cette splendeur.

Vous êtes dans une séance de Yoga Nidrâ, gardez la vigilance, résistez à la somnolence.

Vous prenez le temps d'accoster sur la plage. Vous appréciez la blancheur du sable et la beauté des eaux turquoise. Vous allongez votre corps sur ce rivage si chaud. Beaucoup d'images s'affichent à l'intérieur de vous venant par le troisième œil : l'azur pastel de fin de journée, un gros coquillage séché au soleil, un oiseau rose s'envolant dans le ciel, un récif peuplé de poissons multicolores, des étoiles brillantes d'une constellation lointaine, des torches de bambou alignées sur la plage, des volailles sauvages qui se promènent et finalement, un palmier chargé de noix de coco. Toutes ses images vous font réaliser à quel point l'univers contient mille merveilles, tout y est tellement beau!

Vous vous promenez sur le rivage et apercevez la pointe d'un coffre, découverte par le retrait successif des vagues. Vous le dégagez avec empressement. Par les parures d'or qui en décorent les surfaces, vous imaginez bien que celui-ci contient un élément des plus précieux. En l'ouvrant, un objet magnifique se dévoile : un miroir d'or enchanté. Sa puissance magique le fait rayonner d'une façon éblouissante. Il s'envole délicatement de sorte que vous pouvez y voir votre reflet. Le miroir vous montre sous vos meilleurs attraits, autant de l'extérieur que de l'intérieur.

Vous êtes dans une séance de Yoga Nidrâ, gardez la vigilance, résistez à la somnolence.

À nouveau, vous devez invoquer votre résolution personnelle. Vous avez semé votre Sankalpa dans votre inconscient et il faut à présent l'arroser par votre conviction de réalisation. Dites-le à trois reprises, intérieurement, en étant convaincu de son accomplissement.

Reprenez maintenant contact avec les bruits environnants; ressentez vos points de contact avec le sol. Inspirez profondément et expirez en baillant longuement. Bougez légèrement les pieds et les mains. Frottez-vous le visage et étirez-vous. Vous pouvez sourire, car vous comprenez que tout est sublime.

Séance 45 - L'immensité de l'univers intérieur

La posture allongée sur le dos est, sans conteste, la meilleure position. Les bras et les jambes doivent être écartés. Ajustez des coussins aux endroits appropriés, pour éviter des points de contact avec le sol incommodant. Soyez dans un confort absolu afin de vous maintenir dans l'immobilité, sans effort. Pour une relaxation vraiment profonde et profitable, l'absence de mouvement est fortement suggérée.

De partout, vous entendez des sons divers. Certains sont plus éloignés et proviennent de l'extérieur; d'autres émanent de cette pièce-même. Et il y a ceux qui viennent de l'intérieur, celle qui sont en vous-même. Qu'il s'agisse des sons votre respiration, de votre digestion ou de votre circulation. Écoutez bien tous ces bruits sans vous laisser déranger plus par l'un que par les autres, maîtrisez vos sens.

Vous êtes dans une séance de Yoga Nidrâ, gardez la vigilance, résistez à la somnolence.

En augmentant votre attention dans l'espace situé devant vos yeux clos, soyez témoin de ce qui peut apparaître. Peu importe la vision, n'essayez pas de l'interpréter ou de l'expliquer, regardez de l'intérieur ce qui se présente dans votre esprit. Au début, il peut n'y avoir que du noir, cela dépend de votre expérience. Contemplez plus profondément. Continuez de pratiquer sans vous attendre à quoi que ce soit. Après quelque temps, peut-être remarquerez-vous des vapeurs colorées, des filets de lumière, des visions difformes ou des souvenirs de votre conscience. Accueillez l'univers qui se présente sans forcer.

Cela est tellement simple et, en même temps, tellement puissant de tout trouver dans votre espace intérieur que, si vous persistez, la conviction et la capacité de tout réaliser sera à votre portée. Profitez-en pour évoquer à trois reprises votre souhait personnel si sublime, votre Sankalpa provenant du cœur.

Vous êtes dans une séance de Yoga Nidrâ, gardez la vigilance, résistez à la somnolence.

Dans votre univers intérieur, visualisez-vous, solitaire au milieu de cette étendue et prenez mentalement conscience de chaque partie de votre corps, tel qu'il est réellement. Le pouce de la main droite, le 2e doigt... jusqu'au 5e, la paume, l'avant-bras, le coude, l'épaule, l'aisselle; descendez vers la taille droite, la hanche, la cuisse, le genou, le mollet, la cheville, le talon, la plante du pied, le gros orteil, le 2e orteil... jusqu'au 5e. Tout le côté droit. Suivez ensuite le même parcours de l'autre côté. Concentrez-vous sur le pouce de la main gauche, le 2e doigt... jusqu'au 5e, la paume, l'avant-bras, le coude, l'épaule, l'aisselle; descendez vers la taille gauche, la hanche, la cuisse, le genou, le mollet, la cheville, le talon, la plante du pied, le gros orteil, le 2e orteil... jusqu'au 5e. Tout le côté gauche.

Prenez conscience maintenant de l'arrière du corps, les talons, les mollets, l'arrière des cuisses, les fesses, la colonne vertébrale, du bas vers le haut, les omoplates, la nuque, l'arrière de la tête; tout l'arrière du corps. Le front, les yeux, les oreilles, les joues, le nez, les lèvres, le menton, le cou, les bras, les mains, le torse, l'abdomen, le bas-ventre, les jambes, les pieds; tout l'avant du corps. Visualisez tout le corps dans son intégralité. Ressentez-le avec densité, visualisez bien sa forme, ses contours.

Vous êtes dans une séance de Yoga Nidrâ, gardez la vigilance, résistez à la somnolence.

Revenez sur votre espace intérieur, juste derrière la paroi du front. Intensifiez votre respiration qui entre par les deux narines et qui se rencontre en un point entre les deux sourcils à la fin de l'inspiration et part de ce même point à l'expiration. C'est la respiration conique. Accompagnez ce mouvement avec le son Soham. So en inspirant, Ham en expirant. Soyez concentré à la fois sur le trajet du souffle et le mantra. Sentez la fraîcheur et la chaleur se succédant au milieu du front au rythme de votre respiration.

Commencez à compter vos cycles respiratoires avec 27 comme chiffre de départ et dirigez-vous vers zéro. 27, vous inspirez, l'air entre par Le chakra du troisième œil. 26, vous expirez, l'énergie tourbillonne dans votre tête. Puis 25, vous inspirez, le Prâna accède à votre 6e chakra nommé Ajna. 24, vous expirez, votre vitalité intérieure s'intensifie. Comptez bien et restez concentré sur ce souffle au centre de votre espace intérieur. Si vous perdez le compte, reprenez tout simplement à 27.

Vous êtes dans une séance de Yoga Nidrâ, gardez la vigilance, résistez à la somnolence.

Maintenant, étendez votre univers intérieur vers l'extérieur. Cette zone est immense, infinie, sans contrainte de frontière ou de temps. Des images diverses défileront successivement dans ce lieu. Voyez une bougie animée par une flamme éternelle, un magnifique collier d'or éclatant, un lotus accueilli par vos mains en coupe, un piano jouant un air classique, un thé à la menthe bien chaud, un long fleuve serpentant les terres, un arc-en-ciel émis par un cristal pur, un faucon royal planant majestueusement, une vierge drapée de blanc descendant du firmament et la planète mercure, si près du soleil.

Un temple surplombe une colline. Vous marchez en direction de celui-ci avec légèreté, un pas après l'autre, dans le moment présent. Vous y entrez et constatez qu'il s'avère complètement vide, c'est votre immensité intérieure qui n'attendait plus que vous. Donnez-lui la forme que vous souhaitez, décorez-le avec votre inspiration du moment. Sentez la présence de votre force divine, de l'amour, de la lumière et de la paix provenant de votre cœur. Vous demeurez pleinement dans votre espace intérieur, dans votre corps. Vous ressentez un immense bonheur; la pureté et la légèreté vous habite ainsi qu'une grande force spirituelle. Vous ne faites plus qu'un avec l'Univers.

Vous êtes dans une séance de Yoga Nidrâ, gardez la vigilance, résistez à la somnolence.

Vous devez énoncer votre Sankalpa pour une seconde fois. Fouillez dans votre espace intérieur, trouvez cette graine que vous avez semée dans votre inconscient, faites grandir votre vœu par la plus grande des convictions, voyez qu'il est déjà en train de se réaliser. Dites-le-vous clairement à trois reprises.

Et tranquillement, reprenez conscience de votre corps depuis les orteils de vos pieds jusqu'au sommet de votre tête. Tout en veillant à garder les yeux fermés, bougez très légèrement vos extrémités et vos membres. Laissez doucement la colonne vertébrale se mouvoir dans une animation du bassin vers les épaules. Roulez sur le côté droit et savourez cet instant de silence avant de vous asseoir.

Séance 46 - Une énergie éternelle en nous

Allongez-vous confortablement en vous couvrant convenablement d'une couverture. Faites les derniers ajustements de votre corps pour entrer progressivement dans l'immobilité. Détendez et relâchez tout le corps. Tout le corps est détendu et profondément relâché. Apaisez et calmez tous les organes internes. Tous les organes internes sont apaisés et complètement calmes. Relaxez et tranquillisez le mental. Le mental est relaxé et parfaitement tranquille. Tout votre être entre dans la détente et la quiétude.

Prenez conscience des bruits les plus lointains, des sons que votre conscience fait entrer dans votre champ d'audition. Captez-les les uns après les autres et ressentez l'énergie qui les accompagne. Rapprochez votre perception sur les sons qui se rapprochent, tout en discernant davantage l'énergie de chacun. Vous entendez tous les sons en vous, et vous constatez l'énergie qui vous habite.

Vous êtes dans une séance de Yoga Nidrâ, gardez la vigilance, résistez à la somnolence.

Doucement la noirceur s'installe et vient envahir la pièce où vous êtes comme si toute l'énergie s'en échappait. L'assombrissement s'installe progressivement et la vitalité vous quitte graduellement. Vous vous sentez si faible dans cette obscurité! Puis, une énergie divine se manifeste au loin. Cette énergie puissante chasse toute noirceur. Tout devient si lumineux et si clair que vous vous sentez énergisé; vous êtes vivifié.

Ressentez cette énergie en vous. Celle-ci est tellement puissante qu'elle vous permet de réaliser l'incroyable. Vous profitez donc de cette opportunité pour formuler votre résolution personnelle, votre Sankalpa. Dites-le à trois reprises dans votre esprit, clairement, avec la conviction de sa réalisation.

Vous êtes dans une séance de Yoga Nidrâ, gardez la vigilance, résistez à la somnolence.

Imaginez un point d'énergie lumineuse s'allumer sur chaque partie du corps qui sera nommée. Ainsi, passez en revue et détendez successivement : les pouces et les doigts, les mains et les poignets, les coudes et les bras, les épaules et les clavicules, la poitrine et le ventre, les hanches et le bassin, les jambes et les genoux, les chevilles et les pieds, les plantes des pieds et les orteils. Les talons et les mollets, l'arrière des genoux et les cuisses, les fessiers et le coccyx, la colonne et les omoplates, la nuque et le cou, les mâchoires inférieure et supérieure, les dents et la langue, les lèvres et les joues, le nez et les oreilles, les paupières et les yeux, le front et les tempes, le cuir chevelu et le sommet du crâne.

L'énergie se développera par section dans votre corps. Ressentez-la dans toute la jambe droite, toute la jambe gauche, les deux jambes ensembles. Tout le bras droit, tout le bras gauche, les deux bras ensemble. Toutes les omoplates, toute la colonne, le dos dans son ensemble. Toute la poitrine, tout l'abdomen, l'ensemble de l'avant du corps. Tout le visage, tout le crâne, l'ensemble de la tête.

Vous êtes dans une séance de Yoga Nidrâ, gardez la vigilance, résistez à la somnolence.

Prenez conscience de votre souffle comme s'il entrait et sortait par le chakra qui sera nommé. Commencez avec Mulâdhâra, près du périnée, inspirez et expirez. Remontez vers Swâdhisthâna, au-dessus du pubis, faites circuler l'énergie avec votre respiration. Continuez avec Manipura, à la hauteur du nombril, avec de profondes inspirations et expirations. Poursuivez avec Anâhata, au niveau du cœur, faites entrer et sortir la vitalité. Gravissez vers Vishuddhi, à l'étage de la gorge, aspirez et relâchez énergétiquement. Montez vers Ajna, point entre les sourcils, absorbez profondément l'énergie. Allez à Sahasrâra, au sommet du crâne, rythmez votre cycle respiratoire d'une façon profonde et prolongée.

Continuez avec ce second exercice respiratoire, sur un décompte débutant à 27 vers 0. Inspirez avec 27 et visualisez le flux d'énergie montant par l'avant. 26, expirez et imaginez le passage de l'énergie descendant par l'arrière. Poursuivez avec 25, sur l'inspiration, et montez Arohan par le devant. À 24, sur l'expiration, descendez Awarohan par derrière. Allez ainsi jusqu'à zéro. Respirez cette belle énergie.

Vous êtes dans une séance de Yoga Nidrâ, gardez la vigilance, résistez à la somnolence.

Laissez les images énumérées se matérialiser dans votre esprit. Concentrez-vous sur l'énergie de celles-ci : un amas de brique rouge, un poisson orange qui nage, un soleil jaune brûlant, un cerf-volant vert guidé par des enfants, un nuage interstellaire teinté de bleu, un dictionnaire avec une couverture indigo, une améthyste violette vibrant d'énergie, une tulipe rougeâtre et parfumée, le goût d'une orange juteuse, une douce flamme jaune, un champ verdoyant dansant sous la brise, le chant d'un petit oiseau bleuté, un vieux sage drapé d'une robe indigo et un quartz violacé nourri d'une vitalité divine.

Posez votre conscience sur le chakra racine et visualisez la base de votre colonne vertébrale s'emplissant de couleur rouge. Amenez votre attention sur le chakra sacré et essayez de voir sa couleur orange dans vos organes sexuels. Concentrez-vous sur le chakra du plexus solaire et tentez de remplir votre poitrine de couleur jaune. Déplacez votre regard sur le chakra du cœur avec sa couleur verte. Transportez votre vigilance sur le chakra de la gorge et colorez cette région avec le bleu marine. Déposez votre sollicitude sur le chakra du troisième œil et visionnez la couleur indigo à l'intérieur de votre front. Enfin, établissez votre absorption sur le chakra de la couronne pour que s'affiche la couleur violette dans votre crâne. Ressentez l'énergie de ces couleurs : rouge, orange, jaune, vert, bleu marine, indigo et violet.

Vous êtes dans une séance de Yoga Nidrâ, gardez la vigilance, résistez à la somnolence.

Ramenez à votre esprit la formulation de votre résolution ou Sankalpa du début de la séance. Visualisez-le dans sa pleine réalisation, votre détermination et votre confiance est cruciale à cet effet. Clamez-le dans votre esprit à trois reprises et ressentez l'énergie de son achèvement prochain.

Relâchez tout effort et libérez totalement votre esprit. Votre respiration revient naturellement et vous reprenez conscience tranquillement. Vous êtes ici, dans ce corps allongé sur le sol. Remuez graduellement vos extrémités. Étirez longuement vos membres des pieds à la tête. Ouvrez les yeux pour revenir à vous totalement. La séance de yoga Nidrâ est maintenant terminée.

Séance 47 - En état de tout voir

Prenez place en position allongée sur le sol avec tout support assurant votre confort. Prenez conscience du contact qui existe entre le point central derrière la tête et le sol. Focalisez cet endroit précisément. Entrez dans la tête, dans ce grand vide infini. Et, lors de l'expiration, apportez ce vide dans les bras droit et gauche de l'épaule à la main. Puis, les jambes droite et gauche, de la fesse aux orteils. Prenez pleinement conscience de la vacuité de votre corps, comme une énergie planant au-dessus du sol.

Continuez en prenant conscience des bruits vous entourant; des sons produits tout près de vous, en vous ou beaucoup plus loin. Écoutez simplement, sans accorder d'importance à leur provenance. Par la suite, mentalement, répétez le son OM sur le rythme de votre souffle. Laissez la vibration de cette syllabe originelle vous envahir, de la plante des pieds jusqu'au sommet de la tête.

Vous êtes dans une séance de Yoga Nidrâ, gardez la vigilance, résistez à la somnolence.

Devenez maintenant conscient de la densité de votre corps. Imaginez que tout votre corps est d'acier : le corps entier semble en métal lourd; il n'y a ni os, ni chair, ni sang, juste une masse d'acier. Dans toute la lourdeur et la densité, ressentez l'effet qu'a sur vous cette transformation. Modifiez votre état et visualisez tout votre corps en coton, aussi léger qu'un nuage; sans os, ni chair, ni sang. Dans toute la légèreté et la volatilité, ressentez la réaction en vous causée par cette transmutation.

Si vous avez déjà fait un vœu ou une résolution, vous savez ce qu'est un Sankalpa. Conscientisez votre souhait le plus profond, il doit être une affirmation positive ou un but que vous avez décidé d'accomplir dans votre vie. Soyez attentif à votre intention et répétez-la mentalement trois fois avec conviction.

Vous êtes dans une séance de Yoga Nidrâ, gardez la vigilance, résistez à la somnolence.

Ayez conscience mentalement des différentes parties du corps et relâchez-les sans les bouger. Pouce droit, second doigt, troisième, quatrième, cinquième doigt, paume de la main, dos de la main, poignet, avant-bras, coude, bras, épaule, aisselle, taille, hanche, cuisse, genou, mollet, cheville, talon, plante du pied, gros orteil droit, second orteil, troisième, quatrième et cinquième orteil. Pouce gauche, deuxième doigt, troisième, quatrième, cinquième doigt, paume de la main, dos de la main, poignet, avant-bras, coude, bras, épaule, aisselle, taille, hanche, cuisse, genou, mollet, cheville, talon, plante du pied, gros orteil gauche, deuxième orteil, troisième, quatrième et cinquième orteil. Voyez tout l'avant du corps.

Soyez conscient de la face postérieure en remontant. Plante des pieds, talons, mollets, arrière des cuisses, genoux, fessiers, colonne vertébrale du bas vers le haut, ensemble du rachis, omoplate droite, omoplate gauche, tout le dos, nuque et arrière de la tête. Passez ensuite au sommet de la tête, front, les deux tempes, sourcil droit, sourcil gauche, espace entre les deux sourcils, œil droit, œil gauche, oreille droite, oreille gauche, joue droite, joue gauche, nez, bout du nez, lèvre supérieure, lèvre inférieure, menton, gorge, poitrine droite et gauche, milieu de la poitrine, nombril et abdomen. Voyez tout le corps. Vous êtes dans une séance de Yoga Nidrâ, gardez la vigilance, résistez à la somnolence.

En étant conscient de votre souffle, allez vers le centre des sourcils, imaginez que vous respirez par ce point. Inspirez et expirez par ce centre d'attention. Restez centré sur cet endroit et sentez l'inspiration qui pénètre et traverse le crâne en franchissant Ajna, expirez en relâchant toutes tensions, lesquelles ressortent par ce même lieu. Plus vous inspirez, plus votre espace intérieur s'agrandit. Voyez cette étendue infinie se révélant à votre conscience; vos idées passant au même rythme que vos respirations.

Compter les respirations qui empruntent le passage entre vos deux sourcils. Débutez avec 27 sur l'inspiration; 27 sur l'expiration. Prochaine inspiration, 26, expiration suivante, 26. Continuez jusqu'à 1, avec ce décompte libérant de plus en plus votre conscient. Les idées diminuent leur passage et laissent toute la place à la respiration. Ne perdez pas le compte, restez éveillé. Plus vous inspirez, plus vous voyez ce vide infini remplir votre conscient. Cessez le décompte et reprenez une respiration plus libre.

Vous êtes dans une séance de Yoga Nidrâ, gardez la vigilance, résistez à la somnolence.

Maintenez votre conscience sur votre espace intérieur. Voyez cette projection d'images mentales suggérées. Laissez-les défiler sans vous y arrêter, ressentez simplement les suggestions venir à vous : des nomades du désert assis autour d'un feu en pleine nuit, l'aurore se présentant derrière un temple grec en ruine, des gens lavant leurs vêtements dans le fleuve en matinée, un mur de pierre ancestral s'allongeant sur des kilomètres, des tiges de blés dorant sous le brillant soleil du midi, des bisons courant en toute liberté en fin de journée, la clarté disparaissant graduellement sous les nuages, la nuit décorée de ces étoiles innombrables et la mer déchaînant ses forces sous la pleine lune.

Voyagez à travers le temps, imaginez-vous à une autre époque, dans un autre corps. Vous êtes complètement libre d'aller là où vous avez envie, faites un choix qui vous plaise. Visualisez les espaces vous entourant. Vous avez aussi le loisir de choisir votre race, votre âge et votre sexe. Revêtez les vêtements convenant à la circonstance. Commencez à déambuler dans cet univers et explorez les lieux à votre guise. Soudainement, tout s'efface et vous voyagez vers une autre expérience, une autre époque. Revenez de votre visualisation et observez ce que vous ressentez de ces expériences. Circulez d'une vie à une autre. Votre âme représentant le seul lien vous permettant de ressentir ainsi ces différentes expérimentations. Dans la conscience de votre grandeur, voyez cet aspect divin en vous.

Vous êtes dans une séance de Yoga Nidrâ, gardez la vigilance, résistez à la somnolence.

Conscient de votre pouvoir, rappelez-vous votre souhait émis en début de séance. Accompagnez votre vœu d'une volonté infaillible à le réaliser. Répétez-le maintenant à trois reprises avec votre âme.

Retournez dans votre corps, jusqu'au bout des pieds, des mains et des cheveux, ici, dans ces lieux, dans la conscience de l'instant présent. Bougez progressivement les doigts et orteils, poignets et chevilles, coudes et genoux et les épaules et hanches. Étirez-vous et savourez votre expérience de détente.

Séance 48 - Paix et amour dans nos cœurs

Installez-vous confortablement sur votre chaise. Décroisez les jambes, posez les pieds parallèles et bien à plat sur le sol. Maintenant, étirez-vous et joignez les doigts au-dessus de la tête, paumes des mains vers le ciel. Étirez-vous bien, élevez les bras bien haut, sentez que vos côtes s'étirent aussi. Relâchez lentement les bras. Vérifiez que vos épaules soient bien souples, haussez les épaules plusieurs fois et relâchez. Déposez vos mains sur vos cuisses et fermez doucement les yeux dans l'immobilité.

Prenez conscience des bruits autour de vous. N'essayez pas d'identifier qui les a faits ou leur provenance. Prenez simplement conscience que vous n'êtes pas seul. Tranquillement, laissez ces sons se mélanger et devenir de plus en plus flous, à l'instar du moment où vous basculez dans le sommeil profond. Retirez-vous de l'emprise de ces sons, vous avez la possibilité de ne plus être dérangé par ces différents bruits. Il n'y a plus que ma voix et vous-même. Nous sommes dans une union de paix et d'amour.

Vous êtes dans une séance de Yoga Nidrâ, gardez la vigilance, résistez à la somnolence.

Ressentez la température de l'air ambiant : les courants d'air qui peuvent vous faire frissonnez et le contact sur votre chair de cette énergie circulant d'une personne à l'autre. À présent, sentez cette énergie entrer en vous et se réchauffer. L'énergie devient de plus en plus chaude lors du passage d'un cœur à l'autre. L'espace se charge progressivement de la paix et de l'amour de chacune de vos âmes.

Fouillez dans votre esprit et trouvez un souhait de lumière qui vous est cher; un vœu vous permettant de progresser, votre Sankalpa. Formulez-le et ressentez chacun de ses mots. Dites-le intérieurement à trois reprises, semez-le en plein centre de votre cœur et ressentez son accomplissement prochain.

Vous êtes dans une séance de Yoga Nidrâ, gardez la vigilance, résistez à la somnolence.

Vous allez voyager dans votre corps, imaginez que chaque partie du corps que je nomme est caressée par un léger courant d'air. Portez votre attention sur la main droite, le poignet, le coude, l'épaule, l'aisselle, la hanche, la cuisse, le genou, la cheville, le talon et le pied droit. Côté gauche à présent : la main gauche, le poignet, le coude, l'épaule, l'aisselle, la hanche, la cuisse, le genou, la cheville, le talon et le pied gauche. L'arrière du corps : les talons, les mollets, l'arrière des cuisses, les fesses, le bas du dos, les omoplates, les épaules, la nuque, l'arrière du crâne. L'avant du corps : le front, les paupières, le nez, les oreilles, les joues, les lèvres, le menton, les clavicules, le torse, l'abdomen, le bas-ventre, les jambes et les bras. Sentez cette brise d'air sur tout l'avant et sur tout l'arrière; ressentez-la sur le corps tout entier. Du haut vers le bas, du sol vers le ciel, la paix s'installe dans tout votre corps.

Et maintenant, faites le parcours de votre souffle. Voyez l'air qui entre par les narines, les fosses nasales, les sinus, la gorge, le sternum, le plexus solaire, la poitrine et le cœur, dans toute son ampleur. Sentez la paix se répand depuis ce cœur rempli et plein d'amour. Elle se diffuse à la fois vers le sol jusqu'au bout de vos orteils et vers le ciel jusqu'au sommet de votre tête. Cette énergie vous inonde.

Vous êtes dans une séance de Yoga Nidrâ, gardez la vigilance, résistez à la somnolence.

Prenez davantage conscience du bruit de votre respiration; de ce frottement d'air qui entre et ressort. Ne tentez pas de l'approfondir ou l'allonger, contentez-vous de l'observer, de l'écouter. Suivez la succession d'inspirations et d'expirations à travers vous. Comme le bruit de la vague vous berçant avec douceur, laissez cette mélodie du souffle vous nourrir d'énergie, vous remplir d'une paix immense. Suivez votre rythme respiratoire. La sensation d'apaisement vous porte au-delà de toutes vos peurs.

Sur un compte à rebours débutant à 27, continuez à suivre le rythme de vos propres respirations en visualisant cette vague d'énergie vous envelopper doucement. Débutez à 27 sur l'inspiration, une tranquillité vous habite entièrement, 26 sur l'expiration, laissez partir vos idées perturbantes. Poursuivez le second cycle avec 25, vous inspirez, une sérénité s'établit dans tout votre être. 24, vos pensées s'adoucissent et cessent de vous troubler. Continuez jusqu'à zéro. Ne pensez qu'à votre respiration, le décompte et la paix intérieure. Laissez le compte et savourez ce plaisir de respirer dans cette béatitude.

Vous êtes dans une séance de Yoga Nidrâ, gardez la vigilance, résistez à la somnolence.

Transportez-vous intérieurement vers un monde où toutes les âmes se rassemblent, un endroit de paix et d'Amour Universel. Tout ce qui se trouve autour de vous vous apaise et accroît le sentiment d'union avec vous-même. Sous vos pieds, des nuages parsèment ici et là le sol. À gauche, une licorne déambule tranquillement. À droite, un couple de cygnes est accompagné de ses petits qui pataugent. Au-dessus de vous, une colombe s'envole avec un rameau d'olivier. Et devant-vous, un temple somptueux entièrement couvert de marbre blanc se dresse. Dirigez-vous vers celui-ci, un pas après l'autre.

Vous entrez dans le temple. Tout est pur et brillant. Des globes lumineux viennent vous accueillir et vous sentez que tout ce qui est présent ici est le fruit d'un amour inconditionnel. Vous êtes escorté jusqu'au cœur du temple, où trône en son centre un cristal géant. D'autres sphères lumineuses vous y attendent et commencent à vous transmettre une énergie purifiante. Le cristal devient translucide, vous vous élevez vers lui et vous traversez sa paroi. Une vitalité sans borne y réside et vous bénéficiez intensément de celle-ci. Tous vos aspects physiques, psychiques et spirituels s'unissent. Vous sentez qu'il n'y a plus rien d'autre en vous que la paix, une paix intérieure infinie.

Vous êtes dans une séance de Yoga Nidrâ, gardez la vigilance, résistez à la somnolence.

Vous puisez en vous le désir que vous avez semé en début de séance, votre Sankalpa. Profitez de votre état si paisible pour évoquer à nouveau votre souhait de progression personnelle. Dites-le intérieurement à trois reprises, ressentez sa réalisation, accompagnez-le d'une confiance sans faille.

Progressivement, revenez ici dans le moment présent. Bougez lentement, étirez-vous vers le ciel et ouvrez les yeux. Rappelez-vous qu'à n'importe quel moment vous pouvez trouver la paix en vous, là, dans votre cœur. La séance est terminée et je vous souhaite de garder cette paix en vous.

Séance 49 - Le sentier des sensations

Confortablement installé, ayez les bras et jambes allongés, le dos bien droit et les yeux fermés. Si vous en avez envie, poussez un profond soupire. Au fur et à mesure de vos respirations, observez votre corps se détendre, en vivant l'instant présent. Remarquez les tensions quittant doucement votre corps.

Écoutez bien tous les bruits autour, autant ceux qui sont près que les autres plus éloignés. Ne faites aucun effort pour les identifier, vous n'avez pas à les discerner. Essayez simplement d'entendre tout ce qui se passe aussi loin que vous pouvez le percevoir. Tentez juste d'assimiler un maximum de sons.

Vous êtes dans une séance de Yoga Nidrâ, gardez la vigilance, résistez à la somnolence.

Ayez l'attention au niveau buccal, vous y laissez un goût très agréable, celui qui vous donne l'eau à la bouche, c'est le plus délectable que votre palais se rappel. Déplacez votre vigilance vers le nez, une fragrance exquise enjôle vos narines, le plaisir de la sentir envahi vos fosses nasales, laissez venir la plus douce des effluves que votre odorat se souvient. Une esquisse se dévoile devant vos yeux, c'est une vision unique de formes et de couleurs, votre regard s'émeut devant tant de beauté, c'est une commémoration de ce que vous aviez vu de plus beau dans votre vie. Un son harmonieux arrive à vos oreilles, recevez ces notes les plus sublimes de cette symphonie, laissez-vous bercer par ces chants inoubliables de votre passé. Soyez attentif au niveau cutané. Une agréable sensation de douceur vous enveloppe, votre peau frémit à la rencontre de l'air, votre corps se souvient de ce contact euphorique.

Vous rassemblez tous vos sens pour les concentrer en une seule énergie. Cette force incommensurable que vous venez de créer contient votre Sankalpa. Écoutez tout l'espoir que ce souhait évoque en vous, voyez le changement que ce désir vous apportera, goûtez au plaisir du renouveau que ce vœu entraîne avec lui, percevez les altérations de la réalisation de votre résolution, sentez votre aspiration se réaliser. Dites maintenant, votre Sankalpa trois fois.

Vous êtes dans une séance de Yoga Nidrâ, gardez la vigilance, résistez à la somnolence.

Je nomme des parties de votre corps et placez l'attention vers eux au fur et à mesure. Les doigts de la main droite, le poignet, le coude, l'épaule, les côtes, la hanche, la cuisse, le genou, la cheville, les orteils, tout le côté droit. Passez vers l'autre côté de votre corps. Les doigts de la main gauche, le poignet, le coude, l'épaule, les côtes, la hanche, la cuisse, le genou, la cheville, les orteils. Tout le côté gauche.

La plante de pieds, les talons, les mollets, l'arrière des cuisses, les fesses, le coccyx, la colonne, les omoplates, la nuque, le sommet du crâne, le front, les sourcils, les paupières, le nez, les joues, les oreilles, les lèvres, la mâchoire, le menton, le cou, les clavicules, le thorax, l'abdomen, le bas ventre, le bassin, les jambes, les pieds. Tout le corps, l'ensemble du corps, le corps dans son entier.

Vous êtes dans une séance de Yoga Nidrâ, gardez la vigilance, résistez à la somnolence.

Contemplez maintenant votre respiration. À l'inspiration, voyez comment votre abdomen se gonfle librement. À l'expiration, regardez comment le ventre reprend sa forme. Sur l'inspire, l'air frais entre en vous pour aérer tout le corps. Sur l'expire, votre souffle chaud vous enveloppe en entier pour vous protéger. Votre souffle s'approfondie et c'est sur tout votre organisme que vous en ressentez l'effet.

Vous allez maintenant comptez à l'envers à partir de 27, en mettant l'accent sur les rétentions à poumon plein et à vide. De 27 à 1 ainsi : 27, vous inspirez, 26 vous retenez votre souffle patiemment, 25 vous expirez, 24 vous retenez doucement votre envie de prendre l'air. Continuez le second cycle avec 23. Les rétentions vous permettent d'apprendre le contrôle. La maîtrise sur votre personne, sur les sens.

Vous êtes dans une séance de Yoga Nidrâ, gardez la vigilance, résistez à la somnolence.

Vous vous retrouvez dans un sentier qui passe à travers un parc. Un pas après l'autre, vous avancez dans le chemin. Vous flairez l'herbe verdoyante fraîchement coupée. Vous prenez une grande inspiration et vous continuez votre route. Vous entendez un groupe d'enfant joyeux en train de rire. Ceux-ci sont rassemblés autour du marchand de glace qui vous offre un sorbet à la saveur de votre choix, que vous savourez avec plaisir. Avant même que vous n'ayez le temps de le payer, il vous dit que c'est gratuit et vous lui serrez généreusement la main. Vous regardez au ciel et le soleil brille de toute sa splendeur, vous ressentez le bonheur. Vous continuez sur votre voie et non loin, un petit bistro vous attire par sa façade luxuriante et tout en couleur, vous prenez un instant pour en admirer toute la splendeur. Vous y entrez, une dame et son chien sont assis seul. Vous prenez place près d'elle. Tranquillement son chien s'approche de vous, vous le caresser en passant votre main dans ses longs poils soyeux. L'église d'à côté fait retentir ses cloches mélodieuses. Vous commandez un thé vert bien parfumé. En approchant la tasse, vous en humer les effluves et vous prenez une petit gorgé en savourant. C'est une journée magnifique et tous vos sens perçoivent le plaisir de l'instant présent.

Vos sens vous ont offert grâce à cette séance un énorme présent. Ils ont laissé au centre de votre esprit une nouvelle force de réalisation, une puissance d'accomplissement, une volonté infaillible de réussir. Utiliser ce cadeau pour invoquer pour une seconde fois votre sankalpa, répétez-le trois fois.

Vous êtes dans une séance de Yoga Nidrâ, gardez la vigilance, résistez à la somnolence.

Reprenez pleinement conscience en appréciant la paix qui s'est installée en vous, puis quand vous en aurez envie, vous pourrez ouvrir vos yeux et constatez que vous êtes en plein contrôle de tous vos sens. L'odeur de la vie, les couleurs de l'énergie, le goût de l'amour, les sons de la vitalité et la touche de lumière sont présents en vous. Constatez que vos sens peuvent percevoir beaucoup plus.

Allongez et contractez vos doigts et orteils. Fléchissez vos talons et poignets. Pliez vos genoux et vos coudes. Étirez votre dos du bassin jusqu'au cou. Tournez-vous sur le côté en position fœtale et appréciez le don tous vos organes sensoriels que l'on vous a offert à la naissance. Assoyez-vous dans la lenteur, et faites un large sourire provenant directement de votre cœur.

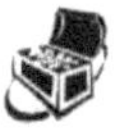

Séance 50 - Le trésor est en nous

Étendez-vous, le corps bien allongé, les pieds tombant vers l'extérieur, les paumes des mains vers le ciel, les paupières légèrement closes. Prenez le temps de trouver le confort de la position et adopter par la suite l'immobilité la plus complète possible. Observez simplement la relaxation s'étendre à tout le corps.

Laissez monter à l'intérieur de vous toutes les préoccupations qui vous habitent. Prenez l'inventaire de vos tracas du moment, de vos soucis du jour ou des ennuis plus profonds. Maintenant que vous en avez pris note, remplacez chaque élément de la liste par une idée reposante, par un lieu évoquant le calme ou bien par une douce musique relaxante. Plus aucune affliction ne vous habite, juste de la quiétude.

Vous êtes dans une séance de Yoga Nidrâ, gardez la vigilance, résistez à la somnolence.

Devenez maintenant un témoin de vos souvenirs immédiats. Vous allez remonter dans le passé de la journée, en commençant par le moment présent. Étape par étape, remontez dans le temps, en ramenant dans le présent votre ressentie et vos pensées qui font partie de l'histoire de ce jour. Commencez par l'heure que vous venez de prendre pour vous préparer à la séance de Yoga Nidrâ, de votre contact avec votre souffle, du mouvement de votre corps et de nouvelles connaissances sur la recherche de soi. Rappelez-vous de votre déplacement pour être venu ici, depuis la porte de ce local jusqu'à votre point de départ. Comme un film regardé à l'envers, remémorez-vous les événements de la journée, des paroles que vous avez mentionnées, du bruit que vous avez entendu, de chacune des saveurs des bouchées des repas que vous avez pris. Rappelez-vous des sensations qui vous habitaient lors de la matinée, de votre état d'esprit lors de votre éveil, de vos étirements quand vos yeux se sont ouverts.

Maintenant, plongez au creux de vous-même, allez jusqu'au centre de votre poitrine. Recherchez le plus grand des trésors, cette étincelle au fond du cœur, explorez la lumière qui vous habite et demandez-lui l'aide pour réaliser votre résolution, votre Sankalpa. Prononcez depuis ce lieu, votre souhait, trois fois.

Vous êtes dans une séance de Yoga Nidrâ, gardez la vigilance, résistez à la somnolence.

Le temps est venu de prendre conscience du corps. Constatez l'énergie qui se déplace d'une partie à l'autre en commençant par le pouce droit, le 2ieme doigt, 3ieme, 4ieme et 5ieme, le poignet, l'avant-bras, le coude, les aisselles, les côtes, la hanche, la cuisse, le genou, la cheville, le gros orteil, 2ieme doigt, 3ieme, 4ieme et 5ieme. Le pouce gauche, le 2ieme doigt, 3ieme, 4ieme et 5ieme, le poignet, l'avant-bras, le coude, les aisselles, les côtes, la hanche, la cuisse, le genou, la cheville, le gros orteil, 2ieme doigt, 3ieme, 4ieme et 5ieme.

Toute la jambe droite, toute la jambe gauche, les deux jambes. Le bras droit, le bras gauche, les deux bras. Le coccyx, la colonne, les omoplates, les cervicales, tout le dos au complet. Les cheveux, le visage, le cou, toute la tête au complet. Du sommet du crâne au bas des pieds, une énergie inonde tout le corps.

Vous êtes dans une séance de Yoga Nidrâ, gardez la vigilance, résistez à la somnolence.

Maintenant, tournez votre attention vers la respiration. Sur chaque inspiration répétez «Je suis», sur l'expiration suivez ma suggestion. Inspire, je suis, expire... lumière intérieure. Je suis... conscience universelle. J'inspire je suis... Infiniment grand. Je suis... paix. Je suis... amour. Je suis... sérénité. Je suis.... Une grande âme. Inspirez et soyez, expirez dans un choix qui vous mène toujours plus haut.

Vous allez entamer un compte à rebours depuis 13, en mettant l'accent sur une expiration deux fois plus longue que l'inspiration. De 13 à 1 comme ceci : 13, vous inspirez, 13 rétentions poumons pleins, 13 vous expirez sur une durée deux fois plus longue que l'inspiration, 13 rétentions poumons vides. Continuez sur le deuxième cycle avec 12. Si vous perdez le compte, reprenez à 13. Restez concentré.

Vous êtes dans une séance de Yoga Nidrâ, gardez la vigilance, résistez à la somnolence.

Prenez connaissance de vos pensées, elles apparaissent les unes après les autres. Devenez témoin de leur spontanéité. Ne tentez d'éliminer aucune de celle-ci, vous devez simplement consigner le fait qu'elles ont passé, sans vous y attardez. Tentez juste de percevoir toutes les images qui passent dans votre champ de conscience. N'associez aucune aversion ou attachement, n'ayez ni crainte ou réjouissance, observez seulement ce qui ressort de votre subconscient. Arrêtez maintenant toutes ces agitations de l'esprit. Prenez une pensée qui se fait plus insistante, qui revient de façon récurrente. Explorer les facettes à fond de ce qui entourent le concept que vous avez choisi. Concentrez-vous sur son origine, ses conséquences. Relâchez cette idée et faites un second choix complètement différent, en explorant chaque recoin de celle-ci, en la voyant clairement. Détachez-vous de vos pensées, installez le silence intérieur. Dès qu'arrive une image, laissez-la repartir immédiatement. Appréciez l'obscurité, le vide complet cérébral. Plus d'agitation, plus de mouvement, le calme ultime. Il ne reste plus qu'une vérité et c'est le soi profond, la lumière intérieure.

Maintenant, fixez votre pensée sur une grosse boîte en bois protégeant un précieux bien, un coffre au trésor. Vous l'ouvrez pour en connaître le contenu, il contient : votre confiance en vous, la conviction de réalisation, votre assurance de vous améliorer et la croyance en votre capacité de réussite. Pour une seconde fois énoncez votre Sankalpa à trois reprises. Faites-le en utilisant les richesses en vous.

Vous êtes dans une séance de Yoga Nidrâ, gardez la vigilance, résistez à la somnolence.

Prenez conscience de tout votre corps, reprenez contact avec votre respiration, réalisez votre état d'esprit actuel. Prenez note de ce vous avez découvert en vous, rappelez-vous que vous êtes maintenant différent car vous en savez un peu plus sur votre propre nature. Vous êtes calme et votre cœur s'en ressent, une énergie renouvelée circule en vous, dans votre corps, votre esprit, votre âme.

Pliez vos doigts et orteils, bougez vos bras et vos jambes. Étirez-vous le plus loin possible en levant les mains au-delà de la tête en en ayant les pieds flex. Prenez votre temps, assurez-vous de revenir lentement de ce voyage intérieur. Lentement prenez une position assise et ouvrez vos yeux. Dites-vous un gros merci pour avoir pris contact avec vous-même, pour avoir découvert un peu plus qui vous êtes.

Tableau des significations

Séance 1 - Le temps d'une pause

La pause permet d'abord de se calmer et de se recentrer. Grâce à elle, on remet la vie en contexte, on observe la réalité telle qu'elle est. Dans l'euphorie de l'ego, il y a un éloignement de nos rôles, de nos objectifs ou du bien notre mission de vie. Il faut saisir l'occasion qu'offrent le temps d'arrêt pour se recentrer et réfléchir à changer nos actes ou les perpétuer selon la réussite ou l'échec.

Séance 2 - La reine des eaux

Les baleines sont les grandes souveraines des océans. Leur sagesse nous est constamment transmise par leurs vibrations sonores. Il suffit d'écouter leurs voix pour commencer à comprendre. Leurs chants nous attendent, il faut les accueillir pour s'ouvrir à l'éveil. Même leur silence contient la connaissance sous forme codée. Toute la vie n'est qu'une énergie sonore, là est le début de la leçon.

Séance 3 - Lyrisme au-delà du rationalisme

La poésie est une forme d'écriture si souvent oubliée et dénigrée. Pourtant, depuis le début des temps, les poètes sont les médecins de nos âmes. Elle apaise l'esprit et agit comme un baume sur les blessures psychiques et émotionnelles. Les poèmes sont des rivières de soins qui coulent à travers nos oreilles. Par sa douceur et sa délicatesse elle berce l'esprit parfois tourmenté.

Séance 4 - Rencontre vibratoire

Nous existons sous différents corps, à différent niveau vibratoire, dans des dimensions allant au-delà de la matière. Prendre contact avec son double c'est se découvrir d'autre profondeur pour s'unir à sa conscience divine. Le véritable moi sacré, dépouillé de l'égo, débarrassé de l'influence des sens et dégager de toute cause de souffrance peut vous aider sur votre chemin de vie.

Séance 5 - Le sanctuaire isolé

Se sentir en sécurité est un besoin fondamental. Il suit tout juste les besoins physiologiques au second rang de la pyramide des besoins de l'être humain. Un endroit où l'on n'a rien à craindre, un lieu où le repos est possible, sans que les peurs remontent à la surface. Il est à la portée de tous de se tisser un espace de protection intérieure, il faut juste imaginer au fond de soi cet emplacement de confiance.

Séance 6 - L'ancienne bibliothèque

Une bibliothèque est le lieu où est conservée une collection de savoir. Elle recueille et garde les documents qui répondent aux différentes questions de l'homme. L'odeur des livres et l'ambiance tranquille et privé nous plonge dans un espace silencieux. En lisant, vos yeux parcourent les pages, qui résonnent intérieurement. Muet devant le spectacle, c'est un moment propice à la réflexion profonde.

Séance 7 - Le chemin de la vie

De la naissance à notre mort, nous avons à vivre différentes étapes sur ce chemin de notre incarnation. Que ce soit de façon physique, psychique ou émotionnel, nous vivons bien des événements. La route est parfois difficile, mais chaque obstacle a pour but de nous faire progresser et s'enchaînent les uns aux autres. Une rétrospection nous permet d'éclairer notre vision.

Séance 8 - Le chant de l'alouette

Voici une réinterprétation de ce vieux chant français provenant de l'époque médiévale. Il rappelle le lien de l'homme avec la terre nourricière et le partage des terres avec la faune. Cette relation intime que nous oublions parfois est si précieuse qu'il faut parfois s'y arrêter pour comprendre le trésor divin que nous partageons tous. Reprendre contact c'est un pas certain pour se retrouver à nouveau unis.

Séance 9 - Mille pardons

Une nouvelle ère s'annonce, une époque de pardon qui est maintenant nécessaire. Les larmes de la souffrance doivent céder leur place à l'amour et l'accueil. Nous devons demander pardons pour nos torts, offrir le pardon pour ce que l'on a subi et finalement se pardonner. Il faut se sortir de cette dette de haine pour sa propre délivrance.

Séance 10 - Le jardin de givres

Chaque année, l'hiver semble être une épreuve pour plusieurs d'entre nous. C'est une saison qui semble parfois s'éterniser, avec notre énergie qui s'éteint à petits feux. Mais en portant un regard différent sur ce que la nature nous y offre durant cette période, nous pouvons obtenir un flux énergétique si merveilleux et réconfortant.

Séance 11 - La chute purificatrice

Depuis des temps les plus anciens, nous avons attribué une signification purificatrice à l'eau. Celle-ci peut nous laver bien plus que physiquement. Plusieurs religions la manient à travers différents rites en raison de sa pureté et son symbolisme fort. Vous avez la possibilité aussi d'en utiliser tout son pouvoir, il suffit de boire son énergie sous tous nos plans.

Séance 12 - Énergie chromatique

Chaque couleur provoque de façon constante sur un organisme vivant un effet biologique et psychique. Certaines couleurs, comme les couleurs chaudes, augmentent le flux énergétique, alors que d'autre, comme les couleurs froides, en diminue le débit. S'imprégner profondément des couleurs permet une harmonisation sur tous les plans de notre être.

Séance 13 - L'espace intérieur sans limite

La tradition du Yoga rapporte l'existence d'un cinquième élément fondamental nommé âkâsha, substance éthérique caractérisant l'espace. S'attarder à l'espace c'est aussi une manière d'explorer le monde intérieur. Notre espace intérieur est une des sources de l'intuition, aliment subtil de la connaissance. Cet espace mental est le lien entre l'inconscient et le conscient.

Séance 14 - Le marais aux lotus

Le lotus a toujours été un symbole divin dans la tradition hindouiste. La forme d'une fleur indique en général l'épanouissement complet de l'individu tant au niveau physique que mental et spirituel car l'être humain, contrairement aux plantes et aux animaux, ne mûrit pas seulement physiquement. La fleur de lotus plus que tout, symbolise la sagesse.

Séance 15 - Le chant du cygne

L'image du Cygne est un animal autrement vénéré du fait que cet oiseau a la capacité de séparer le lait de l'eau. Ce qui en fait un symbole tout trouvé pour celui qui doit séparer l'irréel du réel, l'obscurité de la Lumière, et la mortalité de l'Immortalité, devenant ainsi une incarnation vivante de la Divinité manifestée au sein de l'humanité.

Séance 16 - Les cercles enchantés

La symbolique du cercle est d'une richesse immense, il représente le tout fini et infini, l'unité et le multiple, le plein et la perfection comme l'est le Créateur de l'Univers. Dans de nombreux rituels, le cercle a une connotation de protection. C'est une ceinture sécurisante qui nous garde des aléas de la vie. On peut visualiser celui-ci en période trouble de notre vie ou bien quand on se sent plus fragile.

Séance 17 - Le tableau noir

C'est le regard qui fait le tableau et donc son contenue est perçu par la vision humaine qu'on lui porte. Mais tout tableau est un trompe-l'œil : il se donne à voir et il renvoie à un ailleurs et un au-delà. Ce qui est important dans celui-ci n'est pas ce qu'il présente, mais plutôt ce qu'il suggère. Le subconscient projette à travers son interprétation ses propres images liées aux souvenirs et expériences antérieures.

Séance 18 - Comment suis-je?

La question en évoque bien d'autre, ici l'idée étant, ce qui nous interroge sur nous-mêmes. Le besoin de se comprendre est un appel à l'introspection de ce qui nous définit et comment les différentes expériences passées nous conditionne sur nos décisions dans le moment présent. Bien se comprendre nous permet de nous libérer graduellement de nos peurs pour un développement personnel et spirituel.

Séance 19 - Le rafiot dans la tourmente

Dans la tourmente, la vie continue de nous faire vivre des expériences. Et toute période trouble finit par passé et le calme fini par revenir. C'est dans ces moments d'obstacles que nous avons une occasion incroyable de tirer des leçons et de voir dans ces instants d'insécurité une occasion de se questionner et confronté nos propres peurs et leurs origines. Ainsi on grandit et on devient plus fort.

Séance 20 - La pyramide enflammée

La pyramide évoque l'échelle ou l'escalier, symboles de l'ascension. Sa forte pente suggère qu'elle doit être escaladée que dans un seul sens, celui de l'ascension. C'est un symbole du développement spirituel. Les différents degrés de la pyramide symbolisent les divers niveaux de spiritualité à atteindre. Parvenir au sommet, c'est rassembler en un point unique notre vie dispersée aux quatre coins.

Séance 21 - L'arbre aux feuilles d'argent

L'arbre est l'union entre le ciel et la terre. Dans sa verticalité, il puise l'énergie du ciel et dans l'espace céleste. En retour, il redistribue cette énergie transformée pour nourrir les êtres qui l'entourent. Il nous rappelle que chacun de nous, peut recevoir des autres et que, quand l'on reçoit, il est un devoir de redonner par la suite. C'est ce cycle qui nous unit, nous sommes d'un même ensemble, uni à un tout.

Séance 22 - La cabane dans la jungle

La jungle a hérité des connotations négatives telles que les dangers de l'inconnu. La jungle est l'incarnation de l'inhumanité, ou la loi de la jungle est une forme d'anarchie représentant les différents aléas qui nous arrive dans la vie. Un refuge en son plein centre est un lieu de répit ou l'on peut se recharger et retourner sur la route. Il nous rappelle qu'il faut parfois s'arrêter pour reprendre ses forces.

Séance 23 - Le sac à dos

Un sac à dos est un espace de stockage que l'on transporte sur son dos qui vient déposer le poids du matériel qu'il contient sur ces épaules. Il nous rappelle qu'au cours de notre vie, nos expériences enrichissent celui-ci. C'est la matérialisation sous une forme particulière de l'ensemble de nos pensées et souvent les solutions à nos problèmes qui y sont simplement présentes, prêtes à être utilisées.

Séance 24- Le chêne intérieur

L'arbre impose un questionnement éternel. Sa puissance ou sa fragilité est le propre reflet de notre vie. Être comme un arbre, est une projection vers sa force et sa solidité. Juste le fait de penser que l'on puisse épouser son tronc et ses feuilles, constitue autant d'invitations à épouser notre corps, notre énergie intérieure et nos pensées. En chacun de nous il existe cette force que l'on peut évoquer.

Séance 25 - Le rayon doré

Nous vivons notre vie en relation avec de multitudes rayons de couleurs. La nature qui nous entoure nous les offres toutes, dans toutes les nuances jusqu'à celles de l'arc-en-ciel. Les couleurs influencent le moral et agissent sur le corps. Elles ont des vertus curatives non seulement sur le corps, mais aussi sur l'esprit. Les couleurs nous inspirent pour exprimer nos sentiments et nous stabilisent dans notre vie.

Séance 26 - Les bulles féeriques

La bulle, comme l'œuf, le ballon et la coquille aussi peut représenter le ventre maternel. C'est le lieu originel de protection que l'on peut visualiser à tout moment pour se sentir hors de portée d'attaque. Il est aussi un endroit où l'on y germe un désir profond. La bulle libre de flotter dans l'univers à son gré, attire et accumule l'énergie nécessaire à la réalisation du souhait qu'elle transporte.

Séance 27 - Le bain chaud

La vie parfois nous malmène et il devient alors nécessaire de se reposer, se relaxer, se ressourcer. Le bain chaud réduit le stress et l'anxiété et réduit la tension musculaire. Juste en visualisant celui-ci, on peut arriver physiquement à délier des raideurs, chasser les contractions inutiles et arriver à un apaisement global. Dans cet état profond de sérénité, l'esprit cesse de s'agiter pour arriver au clame.

Séance 28 - Le vieux maraîcher

Tous ces Fruits et Légumes ont un sens au niveau de la symbolique spirituelle. C'est le produit de ce que la terre nous offre pour s'alimenter. C'est la mère nourricière qui nous offre son énergie pour vivre. C'est dans un but de reconnaissance qu'une visualisation permet de conscientiser la dote que nous avons envers elle, le devoir à la responsabilité de la respecter. C'est le fait de lui dire simplement merci.

Séance 29 - Méditation sous la pluie

De façon universelle la pluie, est source de vie, car elle est un agent fécondateur du sol. De plus l'eau à travers la pluie, est symbole de nettoyage, de purification. Sa visualisation apporte donc une grande énergie et vient nettoyer tout le monde intérieur. Et finalement le son de la pluie vient nous bercer doucement, apaisant le mental en synergie avec les discrets battements réguliers de ses clapotis.

Séance 30 - Au rythme du cœur

La fréquence cardiaque est intimement reliée au calme présent en nous. Une relaxation efficace permettant de stabiliser le rythme cardiaque, augmente la profondeur respiratoire, facilite le travail digestif et régularise les différents états affectifs. Cet ensemble permet de chasser l'anxiété et le stress. L'équilibre personnel sera plus facile à atteindre en étant débarrassé de ces obstacles.

Séance 31 - L'envol céleste

Voler dans les airs ou avoir la sensation de planer est souvent comparé au plaisir de légèreté et de libération. Cela peut également représenter un souhait d'émancipation, d'évasion hors de la réalité, de réalisation d'un désir secret. Notre esprit nous empêche parfois par peur de s'accomplir pleinement. Le vol est une façon pour le subconscient d'exprimer le besoin de briser l'obstacle qu'on s'impose à soi.

Séance 32 - La fontaine de lumière

La fontaine avec ses eaux toujours changeantes symbolise un perpétuel rajeunissement. C'est la longévité par la jeunesse renouvelée. C'est une source jaillissante de vie. La visualisation de cette jouvence peut nous revitaliser sur tous les plans et nous permet de refaire le plein d'énergie. Elle est aussi image de rafraichissement et de plaisir de la vie. Elle permet d'étancher la soif de vivre.

Séance 33 - La force du vent

Le symbolisme du vent revêt plusieurs aspects. C'est une force élémentaire, un souffle, un influx spirituel d'origine céleste. Il est l'intermédiaire entre le Ciel et la Terre, il est l'espace que remplit le vide. Sa visualisation permet l'union des différents aspects de notre être. C'est la représentation de la force de transformation permettant de faire bouger les éléments de stagnation et permet de progresser.

Séance 34 - N'y voir que du feu

De manière générale, le feu désigne la production de la lumière qui provient d'une combustion. Par la destruction on obtient l'éclairage au cœur de la noirceur. C'est donc une grande valeur symbolique de purification pour notre propre vie. En se débarrassant des déchets qui nous habitent et nous hante, on peut arriver à mieux voir et trouver une voie vers où se diriger. C'est une façon de se nettoyer.

Séance 35 - La lumière venue d'ailleurs

Spiritualité et lumière sont de pair, la manifestation lumineuse, associé au Soleil, à la Lune, aux étoiles qui scintillent la nuit est un aspect primordial depuis bien longtemps. La lumière nous éclaire sur le passage à prendre, elle nous sécurise et éloigne la noirceur. La lumière peut nous guider dans nos choix à prendre et permet de détecter les fausses perceptions que nous avons du monde qui nous entoure.

Séance 36 - La contré des nuages

Les nuages peuvent indiquer des soucis qui hantent l'esprit. Mais une légère brise peut les chasser. C'est ainsi que l'on peut transposer cette image à nos problèmes dans la vie, rien n'est insoluble, toute difficulté a une solution. Au-delà des nuages, on peut y voir une meilleure vie. Même si cela nous semble hors de portée, il est possible de changer notre vie et d'arriver à des temps plus cléments.

Séance 37 - Le puits profond

Le puits est symbole de l'abondance et de la source de vie. C'est grâce au puits que l'eau, élément primordial de la vie, paraît à la surface de la terre. Sa visualisation permet donc en premier lieu de refaire le plein. Il est aussi lié à la connaissance ou la vérité, c'est une représentation de la source d'enseignement que la vie nous offre, chaque événement est une occasion de s'abreuver d'expérience.

Séance 38 - Promenade en montagne

L'ascension d'une montagne appartient à la connaissance de soi et ce qui se passe bien au-delà de son sommet et conduit à une connaissance bien plus grande. Sans doute la montée est-elle avant tout, une intériorisation. Le chemin que l'on parcourt est bien plus important que la destination. La route prise dans la vie est le reflet des choix fait et des leçons desquels on peut expérimenter et apprendre.

Séance 39 - Les trois portes

La porte est rattachée souvent à un point d'arrêt où une décision est à prendre, mais aussi un temps d'arrêt et d'interrogation. Qu'est-ce qui nous attend, est-ce le danger ou un bienfait. Elle est souvent une mise à l'épreuve de notre courage, un point de transition où l'on affronte nos peurs. En remettant en cause l'origine de nos peurs, il nous est possible de questionner ceux-ci et s'en débarrasser.

Séance 40 - Le temps qui passe

Suivre son rythme et prend le temps nécessaire, c'est un moment qu'on prend la peine de s'offrir. Vivre l'instant présent garantirait une vie satisfaisante par opposition à être dans le passé ou s'inquiéter de l'avenir. La pleine conscience de l'espace actuel permet d'expérimenter le corps et l'esprit dans son conscient et inconscient. Prendre conscience du temps que l'on vit fait aussi travailler la mémoire.

Séance 41 - La caverne du mensonge

Le préjugé n'est qu'un avis, une opinion, un jugement non-fondé. C'est de vouloir juger avant même de savoir. Porter un jugement démontre que nous sommes souvent prisonniers d'une culture, d'une façon de penser. Et quand on laisse ainsi l'externe influencer notre liberté de penser, il demeure impossible de trouver par nous-mêmes ce qu'est la vérité.

Séance 42 - Tant de temps précieux

Des événements vécus dans le passé peuvent créer des blessures profondes en tout être. Cependant, s'en souvenir de façon répétitive crée une douleur encore plus vive, car elle mène dans une souffrance perpétuelle. C'est en gardant notre esprit dans le passé, accroché à notre histoire, que nous cessons d'être présents. Pour nous libérer de notre passé, il faut le comprendre.

Séance 43 - La mélodie du silence

Il est si naturel de faire du bruit, de parler pour remplir les vides. Certains ont peur du silence, car avec lui ils ressentent un inconfort intérieur. Pourtant le silence est si précieux! Il représente beaucoup plus que l'inertie et l'absence de son : il permet au corps d'exprimer ses émotions, il laisse le regard divulguer les sensations et il marque une pause pour mûrir la réflexion. Le silence devient la sagesse.

Séance 44 - La beauté vue du 3e œil

La beauté est un élément qui, par sa caractéristique, crée une expérience sensorielle agréable, laquelle engendre une attraction naturelle. Ce peut être par les manifestations d'une forme, d'un aspect visuel, d'un mouvement ou d'une mélodie. La beauté s'avère cependant relativisée par bien des facteurs qui transforment notre façon de voir. Ce relativisme peut venir des autres ou de nous-mêmes.

Séance 45 - L'immensité de l'univers intérieur

L'univers, c'est l'union de tout ce qui subsiste, dirigé par une certaine quantité de lois. Il s'agit de des matières qui existent dans le temps et l'espace. Il est composé d'un nombre immense de parties, s'altérant simplement, par suite d'actions et de leur position relativement les unes aux autres. L'univers change constamment; rien n'y est persistant. À l'échelle de l'éternité, tout devient éphémère...

Séance 46 - Une énergie éternelle en nous

Quel que soit le nom que l'on a choisi de lui donner, le Chi, le Ki ou encore le Prâna, l'énergie vitale est ce qui permet aux choses d'exister. Elle permet aux éléments de se modifier, de produire un travail ou encore d'entraîner un déplacement. La vie constitue exactement cela : le mouvement de toute énergie. Que ce soit à travers la course d'une comète ou d'un athlète, rien n'est possible sans énergie.

Séance 47 - En état de tout voir

De façon globale, la conscience est la capacité intellectuelle de concevoir de manière subjective les manifestations extérieures et l'attention portée aux informations émanant de l'environnement. Que ce soit du lieu où nous nous trouvons, des gens nous entourant, de la société que nous formons ou de cette terre que nous partageons. Elle est un point de départ essentiel à la compréhension.

Séance 48 - Paix et amour dans nos cœurs

L'amour désigne très souvent un sentiment d'affection et d'attachement envers un être ou une chose. L'amour peut être d'ordre passionnel, sexuel, spirituel, familial, etc. L'amour représente l'établissement d'un lien entre deux éléments. L'intensité de cette liaison s'avère variable, dépendant du type d'amour, de l'objet aimé, des émotions s'y rattachant ou du bien retiré. L'amour demeure indescriptible.

Séance 49 - Le sentier des sensations

Tout indique que nos sens ne peuvent exécuter pleinement leurs fonctions, si le mental n'agit pas en cohésion. Tous les organes sensoriels ne procèdent pleinement que lorsqu'ils sont en collaboration avec le cérébral, et avec lui seul. Si l'on focalise la pensée dans l'action de réceptivité en cours, l'énergie mentale se concentre de sorte que nous aurons une vision nette et réaliste de l'objet contemplé.

Séance 50 - Le trésor est en nous

Ne vous êtes-vous pas demandé quel sont vos buts dans la vie, de ne pas savoir pourquoi vous agissez et ultimement avoir votre propre raison de vivre pour diriger l'ensemble de vos buts dans une direction unique ? La première étape pour être en mesure de trouver des réponses est l'étude de soi, pour citer Socrate: Connais-toi toi-même!

Yoga thérapeutique

YOGA NIDRÂ & SWAPNA VIDYA, LE YOGA DU SOMMEIL ÉVEILLÉ

[YOGA NIDRÂ & SWAPNA VIDYA, LE YOGA DU SOMMEIL ÉVEILLÉ]

Comment s'approcher le plus possible du sommeil pour en arriver à l'éveil

L'objectif du Yoga Nidrâ est de s'approcher le plus possible du sommeil et d'établir ainsi un contact avec le subconscient. Se reposant sur des exercices de respiration et de visualisation, il mène vers un état de relaxation profonde tout en restant vigilant. Plus l'état de repos s'installe, moins le conscient est perturbé et plus le subconscient se manifeste sans entrave. Le Yoga Nidrâ permet une prise de conscience intérieure permettant de se relier au subconscient. C'est ce que l'on désigne l'éveil.

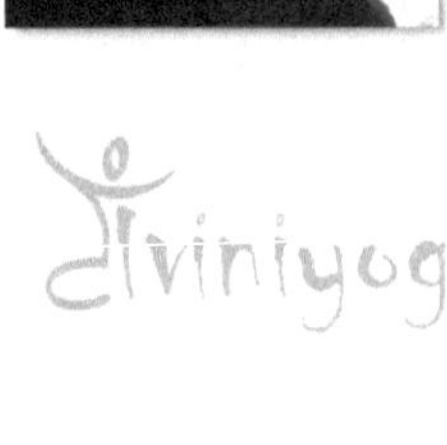

ISBN 978-2-9813413-4-1
Yoga Nidrâ & Swapna Vidya, le yoga du sommeil éveillé
Stéphane Lachance
Dépôt légal - Bibliothèque et Archives nationales du Québec, 2018
Dépôt légal - Bibliothèque et Archives Canada, 2018

Kolibri 360 GmbH
Ferdinand-Jühlke-Straße 7
99095 Erfurt, Deutschland
produktsicherheit@kolibri360.de

Druck:
CPI Druckdienstleistungen GmbH
im Auftrag der
Kolibri 360 GmbH
Ferdinand-Jühlke-Str. 7
99095 Erfurt